西村秀一
国立病院機構仙台医療センター　ウイルスセンター長

新型コロナ「正しく恐れる」II
問題の本質は何か

井上亮編

藤原書店

まえがき

新型コロナの感染が日本で始まってから一年数カ月が過ぎた二〇二一年五月初め、政府の感染対策の中軸を担っている閣僚がテレビのワイドショーに出演し、「お札《さつ》についたウイルスは一週間生き残る」として、国民にキャッシュレス決済を呼びかけた。テレビを見て慌ててお札をアルコール消毒した人もいただろうか。笑えないコントである。

これまで海外も含めて紙幣から感染が拡大したという事例は寡聞にして知らない。コロナで警戒すべきは接触感染よりも飛沫感染だとして、密閉・密集・密接の3密を避けるように呼びかけてきたのは政府ではなかったか。ネットに流布している都市伝説のような話を政府の責任者が平然と語る。賢者は歴史に学び、愚者は経験に学ぶという言葉があるが、この一年あまりの経験にすら学んだかどうか疑わしい閣僚に、この先もコロナ対策をゆだねてよいのだろうかと思う。

ワイドショーでは連日、専門家と称する人たちが登場し、不必要な場でのアルコール消毒など過剰な感染対策や、感染爆発、死者・重症者の激増の「可能性」を語ってきた。そして今また「変異株の脅威」である。この一年を振り返ると、彼らの言説は一を十と吹っ掛ける香具師《やし》の口上のようだったと感じる。私たちが求めるのは、どこまでが安全で、どこから警戒すべきなのか、責任と専門知識に基づいた情報である。

ワイドショーやニュース番組を掛け持ちする〝専門家〟のなかには、ブログなどに自身が出演した番組を得々として掲載し、自己宣伝に余念のない御仁や、「ウイルス除去率九九・九九%」と銘打った怪しげな商品の広告に登場しているセンセイもいる。専門家として紹介される人の多くは国民の生命と健康を思って情報発信していると信じたいが、その真剣度とレベルを一般国民が判定するのは難しい。

少なくとも、情報を扱うプロではないお笑い芸人が司会を務め、感染症の素人であるタレントなどが思いつきや感情のまま意見を垂れ流している番組の情報に翻弄されないことが、コロナ禍を生き抜く大切な心構えだろう。

本書は、ウイルス学の専門家である西村秀一氏のインタビュー『新型コロナ「正しく恐れる」』(二〇二〇年十月刊行)の続編として、二一年四月時点での話をまとめたものだ。前著で西村氏は、ウイルスの感染様式やスペイン・インフルエンザなど過去のパンデミックの歴史を見ても、冬期の感染拡大は必至であり、それに備えた対策を早く準備しておくべきだと警告していた。インタビューを行ったのは二〇年夏だったが、このころには政府、各自治体は当然冬に備えて病床の拡充や人員の手当てなどを進めているものと思っていた。ワクチン政策もしかりである。

しかし、それらの対策が国家の意志として大規模に準備されることはなかった。国民が目にしたのは、冬の感染拡大をどこまで真剣に予想していたのか首をかしげざるをえないＧｏＴｏキャンペーンの見切り発車と、目の前の感染拡大に慌てふためいた行き当たりばったりの対策だった。

中国・武漢で感染が拡大したとき、同国当局は急きょ専門病棟の建設を始めた。日本では「いまから病院を建てるのか」と笑う声もあった。しかし、それは正しい方法だった。ＳＡＲＳ（重症急性呼吸器症候群）の経験から、大規模集中病棟が必要だと学んでいたのだ。日本は近隣諸国の歴史と経験から学び損ねた。

日本の感染者、死者・重症者数は欧米と比較するとけた違いに少ない。だからたいしたことはないということではない。それにもかかわらず社会がここまで追い詰められていることが問題なのだ。パンデミックのような非常時に対する医療体制の脆弱性、一匹の害虫を駆除するのに畑すべて、山一つを焼き払うような目の粗い対策のせいではなかったか。要するに人為的な問題である。

我慢ばかりの精神論に終始する政府の施策を戦時中の竹やり訓練に重ねて批判した意見広告が話題になったが、上からの指示を盲信しているだけでは生き残れない。焼夷弾はバケツリレーで消火できるという軍部の指示を信じた人の多くは猛火の犠牲になった。私たちは改めてこの新型コロナという感染症の「本質」を理解し、「正しく恐れる」ための情報を自身で得て、判断していく必要があろう。本書はその一助になると確信している。

二〇二一年五月

編者　井上 亮

新型コロナ「正しく恐れる」Ⅱ

問題の本質は何か

目次

新型コロナ「正しく恐れる」II

問題の本質は何か

第1章

見えてきたウイルスの実態

1　「過度」な対策、「不適切」な対策

子どもへの過度のプレッシャー

――日本で新型コロナの流行が始まって一年以上が経過しました。この間、さまざまなことが見えてきました。この感染症でわかってきたことは何でしょうか。たとえば、恐ろしいこと、それほど恐れることはないことなどです。

自分がたずさわった範囲しかわかりませんが、感染症の実態としてまずわかっていることは、年齢ごとの重症化率が違うことが第一です。ここはすごく大事な話です。子どもや若い人はほとんど重症化していません。とくに小学生

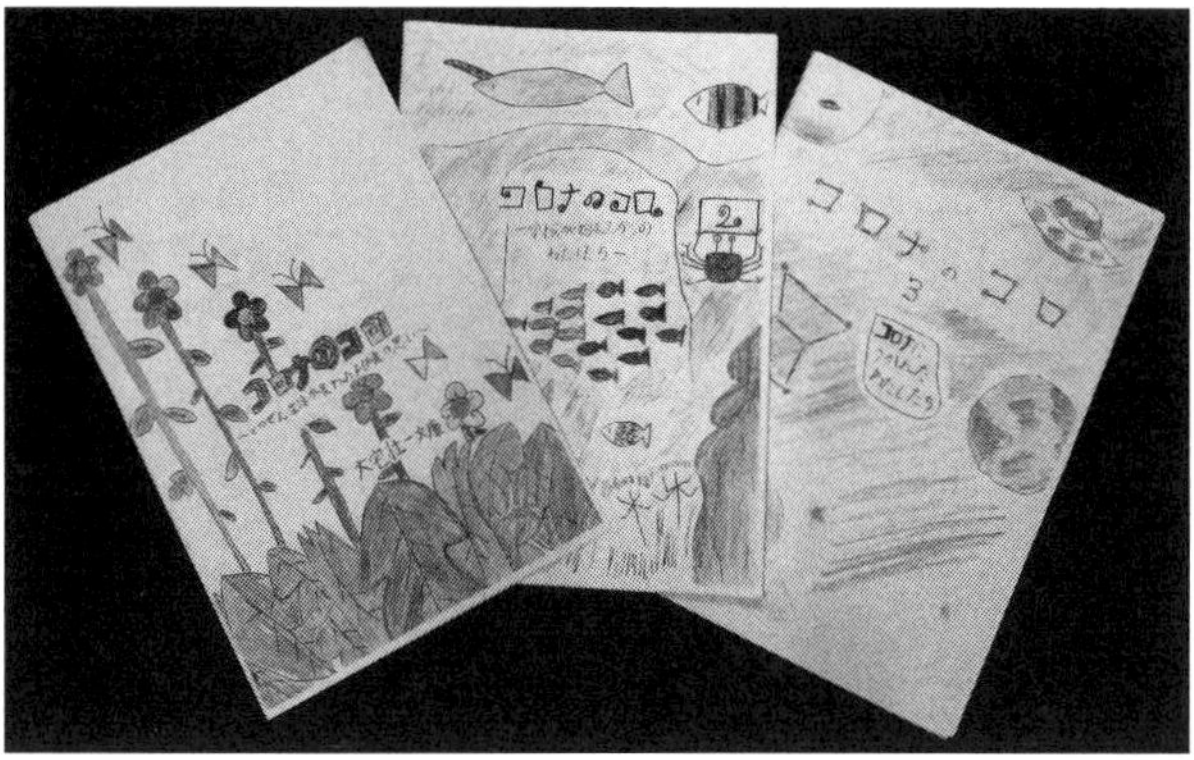

『コロナのコロ』1～3（大宅壮一文庫発行）
配布情報は「雑誌の図書館 大宅壮一文庫（β）」の note 参照

以下の重症化はほぼありません。ちょっと特異な病態になる人はいますが、全体から見たらすごく少ない。

ところで、大宅壮一文庫が『コロナのコロ』という子ども向けの冊子を作っています。子ども向けというか、その親向けともいえます。ちょっとだけその冊子作りのお手伝いをしました。コロナ禍での子どもたちの素直な声を載せているのですが、これを見ると本当にコロナというのは罪つくりだと思います。子どもたちの心をずいぶん暗くしているんだなあ、と思います。子どもたちは「なんで急にはやったのかな。どこにも行けないからいやだ！」「みんなにぜんぜんあえない。コロナはなくなってほしい」「コロナがなければしあわせだったのに」「怖い。大嫌い。最悪」などと心のうちを書いています。相当なストレスの表れだと思います。

大学で小児科学の教授をしている親しい友人がいるのですが、彼がこの冊子に子どものコロナについていろいろ書いてくれています。子どものコロナはほとんど風邪と一緒だから心配することはないと。いままで何万人も感染者が出ているけれども重症化したのはほんのわずかですよ、とその数字まで示して。それにもかかわらず、小学生はいま、感染対策のすごいプレッシャーのなかでがんじがらめにされているでしょう？　感染管理の名のもとに大人と社会から強制され、あるいは思い込まされて。

子どもに過度な対策は必要ないんです。世の大人たちはそういうことがわかっていません。子どもが感染したら大変だと騒いで、たった一人の濃厚接触者が出ただけで学校を閉鎖したりしている。それはおかしなことです。この一年間でわかってきた、恐れる必要のないことです。にもかかわらず対応がぜんぜん進歩していない。

この感染症は年齢によって病態が違うことがわかっているのに、それに対する考え方が統一されていない。聞いた話ですが、ある小学校では濃厚接触者が出ても休校まではしなかった。そうしたら親の間で「なんで休校にしないんだ!」「どうして休校も消毒もしないのか」という声がLINEなどで駆け巡ったそうです。本来は学校(長)が丁寧に説明しないといけなかった。感染管理の理屈と子どもたちの学びのことを考えれば正しいことをやろうとしているのですから、むしろそういったことを前面に出して保護者たちを説得しなければならない。それがないと、現状ではそういったことまで思い至っていない一部の恐れ過ぎの保護者たちが、不安になって当然です。

感染対策としては、そういうことをしなくても大丈夫です。それなりの説明をすればわかる話です。でも一般の多くの人はそう思わない。ぜんぜん学んでいないといいますか、恐れるべきは何か、恐れる必要のないことは何かがいまだに一般論として浸透していません。これは一般の人たちの問題なのか、指導すべき立場にある人たちの問題なのか、とにかくこれは大きな問題だと思います。

「遺体」への警戒は不要

恐れ過ぎの問題をもう一つ言いますと、コロナで亡くなった方の遺体の取り扱いです。相変わらず必要のないことをしていますし、本来必要であるはずの遺族の気持ちへの配慮を欠いています。ネット情報で知ったのですが、北海道では遺族がお骨を拾うことも許されないところがあるといいます。遺族がたくさん集まると、もし感染者がいたらリスクがあるから、といって。お骨拾いは二—三十分もやるわけじゃなし、マスクをしてほんの短い時間やるだけで何が危険なのでしょうか。そんな場所で感染したという事例がこれまでありましたか？

ずっと言い続けていますが、そもそも遺体から感染などしません。これまでの知識と経験から学んでいない。この一年余りでコロナは接触感染よりも主に、空中に浮く飛沫であるエアロゾルを空気とともに吸い込む、エアロゾル感染すなわち空気感染だということがわかってきたのに、相も変わらず手洗いだの雑巾がけだのアルコール消毒だの、でしょう。スーパーの感染対策も一年間変わっていませんね。レジにビニールシートを張って、お金を受け取るときは手袋して。はっきり言って感染防止の役には立ちません。これも世の人々を指導する立場の人や組織、すなわち行政やメディアがまったく変わらないからだと思います。一言で言って「勉強不足」です。

政府や自治体、メディアに対して影響力のある〝専門家〟がこれまでの自分たちの指導に固執しているんです。そしてそれらが往々にして間違っているんです。飲食店でアクリル板のパーテーションを設けて、アルコール消毒をしなさいとか。コロナの感染様式を考えたら有効な対策ではありません。本当に学んでいない。

私なりに事あるごとに発言してきたつもりですが、それくらいでは残念ながら声が小さ過ぎるといいますか、影響力がなさ過ぎるといいますか、なかなか通じませんね。

不要な対策は捨て、真に必要な対策を

必要のないところで労力を使って疲弊している。改まる気配がありません。冬の厚着を脱いで涼しい衣服で過ごせるのに、また上に着込んで十二単《じゅうにひとえ》みたいな服装になっているようなものです。軽くしていいところを軽くしないから、思い込みの感染対策が雪だるま式に増えていって重くなって、にっちもさっち

もいかないことになっている。

いらない対策は脱ぎ捨てていくべきです。本当に必要な対策をきちっとやっていくことが大事なのに、いつまでも余分な対策を抱え込んで疲れ切っている感じです。空気感染の認識が広がってきたのはよいのですが、じゃあこれまでやってきた不必要なおかしな感染対策はどうかといえば、いまだにやめられずにいます。やはりゼロリスク志向といいますか、感染の確率は低いけれども可能性はあるのでやっておきましょう、ということになっている。そうすると次から次へと重荷を背負っていくことになる。やり切れないですよ。

屋外でやる花見までどうでもいいような規制をしている。ナンセンスです。飲食店での感染シミュレーションも極端な事例ばかりでしょう。まだ感染の実態がわからない時期に警告のために見せるのならいいのですが、一年が過ぎて様々な情報が蓄積しているのだから、改めるべきところはどんどん改めていかなくちゃいけない。それなのに一年前に決めた対策をいまだに続けている。アクリル板だ、ビニールカーテンだのといろいろ。アクリル板だって安くないでしょう。実際にはあまり意味のないものに皆がお金をかけて。経済的負担はバカにならないですよ。

デパートやスーパーの入り口ではアルコール消毒液で手を消毒することも変わらず行われていますね。私はあまり意味はないと言い続けているんですが。あれだってすごいコストでしょう。経営を苦しくしているだけじゃないでしょうか。アリバイ的な面がある措置ですよね。ちゃんと感染対策をしていますよ、と見せるための。だからやめられない。どうせアリバイなら水を半分ぐらい混ぜてやったっていいくらいです。専門家から発言があってもよいはずですが、これの意味のなさを理解できていない〝専門家〟が多いのか、理解していながらこれまでの自分の意見との整合性を保つために誤りを修正しないのか。前者であれば専門家の看板は外すべきだし、後者であれば、何と言ったらよいのでしょうか?

「正しい」体温測定ができているか?

——一種のアリバイ行為のような感染対策がよく見られます。私が通っているスポーツクラブでは入場する際に体温測定装置で発熱しているかどうかチェックしているのですが、この装置が狂っていて、いつもとんでもなく低い値が出ます。でもクラブの従業員は誰も気にしない。実質的には役に立っていないけれども、装置を置いていることに意味があるという感じです。

体温でチェックすること自体は実効性の面では間違ってはいないんです。体温がちょっと高いと思ったら用心した方がいい。体温をチェックすることには反対しません。実際うちのラボ(研究室)でも毎朝、全員に体温測定は義務付けています。体温が高いときはちょっと考えましょう、と。そのきっかけとしてはいいのですけれども。

でも、測定装置が狂っていたら何の意味もない。よく建物の入り口で非接触型の体温測定装置で、おでこや顔全体の温度で体温チェックをやっているのを見かけます。でも、冬は外からやってきた人は死にそうな人と同じくらい低体温の判定になるし、夏は夏で逆に健康人が発熱患者まがいの高熱判定になったりします。笑えそうで笑えない話です。

先のアリバイ的アルコール消毒に関して言えば、ウイルスセンターでも、実験直後に実験台を消毒するルールはありますし、あるいは消毒が必要となった緊急時にはやることにはしていますが、そうでない限り定期的な環境のアルコール拭き消毒なんてまったくさせていませんよ。病院の手すりなんか日に何度もアルコールで磨いてどうするんだ、と私は言っています。そこにウイルスはいません。そういうウイルス学の常識がなかなか一般社会に伝わりません。誰が悪いのでしょうか。もし私がそういうことを広められる立場の人間だったら声を大にして言うのですが。本書はそうした活動のひとつです。

2　真に「恐れる」べき点は何か

肺炎と急変そして後遺症

――恐れる必要のない話として、子どもは重症化する心配はないということがわかりました。逆にこのウイルスによる感染症で新たに「ここが恐ろしい」とわかったことはありますか。

まず、何と言っても肺炎です。この病気の本態は呼吸器感染症で、その究極の病態は肺炎とそれによる呼吸障害です。あとは後遺症ですね。いったん治癒したと思われた後もかなりの長期にわたって続く後遺症。最近「Long COVID

（ロングコロナ）」と呼ばれ始めているものです。これには、体の中のさまざまな病態が考えられていますが、まだこれといった治療法はありません。これは警戒しないといけません。

あとは症状が急変するケースです。新型コロナの患者のなかには血栓ができて血管が詰まる人がいることが病理学的にわかっています。体のなかの様々な場所で血管が詰まり、病状が急変することがあります。感染した当初は軽い症状で済んでいたのに、突然症状が悪化して死に至ったという話がかなりあります。血栓が飛んだのでしょう。脳や心臓、肺、腎臓の血管が詰まることが突然起きる病態ですから、これに関しては怖いことです。

インフルエンザとコロナの違い

――インフルエンザと比較してどうでしょう?

新型コロナの方が怖いですね。インフルエンザではそのようなことはありませんから。これらの存在を考えると、年齢的なものも大きいですが、たんなる風邪では済まされません。少なくとも私は感染したくないですし、家族にも感染してほしくないです。

――インフルエンザでは血栓の症状はないんですね。

インフルエンザでもたしか高病原性の鳥インフルエンザの症例などでは報告があったとは思いますが、非常に稀です。インフルエンザで怖いのは肺炎です。コロナでも肺炎症状はありますが、それ以外のものがあることがやっかいです。血液の中に血栓、すなわち赤血球の塊りができて、それが様々な場所に飛んでしまう。二〇二〇年末にコロナに感染した参院議員の羽田雄一郎さんが急に亡くなられましたよね。

――突然のことで驚きました。

持病などの影響もあったとは思いますが、おそらく血栓ではないかと私は思っています。肺血栓か脳血栓かわかりませんが、凝固した血栓が飛んで行ったのではないか。羽田さんはまだ五十代前半でしたが、高齢ではない人でも危ないんですね。一方、高齢者で怖いのは誤嚥です。咳き込んだりした場合だけでなく寝ている間にも自然に誤嚥してしまっていることが多いと聞きます。そういうリスクもあって死亡率が高くなっている面があるのではないかと思っています。

とはいえ、繰り返しますが、子どもや若者の重症化リスクは低いのは確かです。小学校での感染対策にナーバスになり過ぎる必要はないんです。インフルエンザのように学校が感染の温床になったらいけないという気持ちはわかりますが、コロナでは大人が子どもにうつす方がずっと多く、その逆のケースは極めて少ないこともわかっています。そこがわかったときに学校の先生たちがどうするかが問題です。学校のいろんな行事や授業の進め方を考慮し、子どもの気持ちをよく考えて、理屈にあわせて許せることは許し、子どもの成長に悪い影響がでないようにしてほしいですね。

やはりもっとも怖いのは血栓です。血栓ができて脳や心臓に飛ばないようにするために患者に対して血栓にかかわる検査をきちんとする必要があります。感染が判明した人に関して少しモニタリングを早めにやるとか。内科の医師たちはよくわかっていて、いろいろ考えているとは思いますが。とにかく、コロナには通常のインフルエンザと違った病態があるんです。

インフルエンザは主に上気道だけでウイルスが増殖しますが、それが肺に入って肺炎になる。肺炎にまで至るのはほとんどが高齢者です。リスクが高いのは高齢者だけなんです。

――インフルエンザと比較して新型コロナの感染力はどうでしょう?

純粋にウイルスの性質としての比較は正確にはわかりませんが、ほとんどの人が免疫を持っていない状態を考慮すると、現状では確実に高いと判断されます。それは私が言うべきことではなく、疫学者が計算してくれるでしょう。近距離で浮遊している飛沫で空気感染するなどと私もいいますが、実はたとえ近距離でも感染者から空気中に出されるウイルスの量は、インフルエンザなどの経験データから言えば、それほど多くないはずです。空気中に漂っている生きたウイルスはそんなにいないんです。それでも感染するということで、感染力は強いと言ってよいでしょう。

ただ、結局のところ、われわれはまだその正確な答えを持ち合わせておらず、想像するだけです。いまイギリスで〝人体実験〟をやっていると聞いています。ウイルスをどのぐらい吸い込んだら感染するのか。それを実験で確かめようとしています。われわれは変な想像をしないで、その実験の結果を待つべきです。そのうち結果が出るでしょう。ある意味、素晴らしい実験ですよ。人類のためにボランティアでやってくれているのですから。その結果を見れば感染力がどれだけ強いかわかります。でも、おそらく相当強いんだと思います。これだけ空気感染しているのだから。

日本の対策は「踏ん張っている」——懸念は医療体制

——話題を変えますが、この一年あまりでどうしても不思議なのが欧米などの国々と日中韓などの東アジア、東南アジアとの違いです。感染者数の桁が違います。

そうですね。日本は踏ん張っていますよ。

——日本は踏ん張っているといえるんですか。

踏ん張っているでしょう。感染のピーク時でも数千人レベルです。欧米やブラジルなどと比べたら地を這うようなレベルですよ。懸念されているのは医療体制が追いつかないということ。その一点だけですね。

——それは人為的な努力で踏ん張っているのか、それともまだよくわからないけれども疫学的な要因で少ないのか。どうでしょう？

ひとつは、日本に限っていえば死者数に関しては医療の頑張りです。あとは私の想像ですが、習慣ですよ。生活スタイル。第一にマスクの習慣です。欧米も気がついて、感染拡大後にマスクを義務づけましたが、それでもマスクをしない人が大勢いました。それに、これはわれわれにない習慣で、友達同士、親戚同士で会えばハグでしょう。ハグして頬ずりしてキスする。あんなに〝接近戦〟をしていれば感染しますよ。日本人だってそういうことをしていたら感染します。

日本人を含む東洋人はソーシャル・ディスタンスがもともとできていますから。日常生活で人と人がそんな近づかない。アジアでもアメリカ文化の影響が大きいフィリピンなどはハグの習慣があるかもしれませんが、他の東南アジアではあまり見たことないですね。生活習慣と感染の関係は大きいと思っています。

あとは居住空間の密閉性が全然ちがうでしょう。ヨーロッパなど冬は寒冷な地域の建物は暖房を効かせるために密閉性が高く、日本とは比べものにならないくらい気密性の高い空間です。日本の住宅は、北海道は別にしてまだまだ隙間だらけですからね。最近はマンションをはじめ気密住宅も多くなっているようですが。ひと昔前の家は自然換気ができているんです。

――感染防止の面では　密閉性が良すぎるのも問題ですね。

そうです。北海道が先行して感染拡大したのは気密のせいじゃないかと思っています。二重窓でがんがん暖房して換気がなければ乾燥するでしょう。感染が広がりやすい環境ですよ。そういったところは、もし感染者がいる可能性がある場合には、時間を決めて換気に心がける、あるいは意識して常に少しずつ換気する必要があります。

季節変化と感染拡大に関係はあるか？

――ちょっと解せないのは、昨年（二〇二〇年）の夏の終わりごろから、まだ空気

が乾燥する前に感染が拡大していきました。冬の前に。あれはどうしてでしょう。

湿度が高くてもそういうこともあり得えます。人と人との接近が増えれば。インフルエンザだって熱帯で流行します。温度、湿度がどれほど高くても、人が一メートル以内に接近したら感染の確率は上がります。感染がいったん広まり始めたら、じわじわと増えていきます。そして冬になったら広い範囲でいっきに感染が増えていくということです。

仙台では二〇二一年の春にさしかかって感染が拡大しましたが、人の行動と、さらにこれも乾燥がある程度関係していたと思います。気象台の記録を調べてもらったらそうでした。数週間ほど乾燥していた時期があり、寒波もありましたね。乾燥しているわりにはまだ寒いから暖房をして窓を開けない。結局、冬がずっと続いているようなものでした。乾燥しているから飛沫の粒子も小さいままで、それでどんどん感染が広まるパターンです。そんなときに密の空間で人が集まっていたら、ちょっとした油断で感染は広まります。実際そんな機会がありました。

それでも、多くの人の行動が適正になっていき、さらに夏に向けて湿度が上がってくれれば流行の規模は徐々に低下していくと思います。いったん大きく感染が広がるとそれがもとの程度にまで収まっていくのに時間がかかるのでやっかいですが。

そういう意味では今年（二〇二一年）の春から大阪などで見られている比較的大きな流行も感染者数はなかなか落ちてこないかもしれません。爆発的なピークにはならないと思いますが、はじめのうちはじわじわ増加していく可能性はあります。逆にあるときからじわじわ落ちていくはずです。それにワクチンもあります。

――昨年は夏の終わり以降に人の接触が増えたということでしょうか。

そこははっきりわかりません。でも、じわじわ増えることはあっても不思議ではないといえます。この病気はよほど注意しない限り広がってしまうものだと考えた方がよいでしょう。冬に向けて空気が乾燥していったせいかもしれませんが、季節だけですべて説明がつくわけでもありません。大きな流行は季節で説明できますが、小さな感染の伝播は季節と無関係に起きます。

人の接近が増えれば季節に関係なく感染は増加します。〝接近戦〟が増加すれば、ある程度の感染は当然起こり得る。それでも密な空間のみが要注意で、屋外のオープンスペースで感染が広がる可能性はほとんどないというのが私の考えです。

花粉症の影響を考える

もう一つの可能性は花粉症ですね。

――**花粉症？**

これはあくまで私の想像でしかないのですが、仮に無症状でウイルスをたくさん持っている人が花粉症だったら、くしゃみをしたら飛沫がどんどん広がります。マスクをしていても、くしゃみだとはみ出してしまうかもしれない。一回のくしゃみで広がる飛沫は会食時の会話で出る量の何十倍あるいは何百倍もの量になります。

関西地方の花粉の飛散が今年は早かったのかどうか。花粉症で無症状の感染者が普通に街を歩いていて、人混みのなかで大きなくしゃみをしてウイルスをまき散らしたことがあったかもしれません。くしゃみの圧力はかなりのものですから、飛沫がマスクから飛び出してしまうんです。まあ、いまのところ証明はできませんが、西村仮説です。

でも、花粉症の広がりを見ていくのも意味があるような気がします。花粉症の症状が出た人のピークと感染の拡大スピードに相関関係があるかもしれません。いったん大きく広まったら、あとは、それとは無関係に少しずつ感染は増えていき、収まるまで時間がかかることになります。

おかしな感染対策

――この一年あまりで感染対策と治療法がどれだけ改善され、進歩したのでしょう。感染対策に関しては、日本はいまだにおかしなことをやり続けているのでは、という印象もあります。

日本だけではなく世界的にもそういう感じではないですか。ＣＤＣ（米疾病対策センター）は、空気感染があることを認識して注意しましょうとか、環境にあるウイルスによる接触感染などの可能性はそれほど大きくはないですよといったことを前面に出し始めていますが、ＷＨＯ（世界保健機構）の動きが鈍いです。ＷＨＯなんて言ってもＷＨＯが旗をたてて物事を言っているわけではなく、そこで働く人の考え方が強く反映されるのは間違いないです。ＷＨＯのその領域の担当者がきちんと理解して本気でそこを世界に向けて発信してほしいですね。それを言わないので、日本のように権威に弱く、皆横並びでないと気が済まない国では、いまだに手洗いや環境消毒が跋扈しています。

——欧米の感染対策もおかしなところがかなりありますか？

欧米でもレストランの給仕がフェイスシールドをしている映像をよく見ますね。フェイスシールドはたぶんアリバイ工作だと思います。一方で強制を嫌い最初からマスクなんかいらないといってけんかを売っているような人たちもたくさんいました。

ところがいったん法律で方針が決まると、それを守らせるため強制力が発揮されます。ロックダウンをしている期間に外に出たら罰金。公園でベンチに座っていると立ち退かされて、「家に帰れ！」と命令される。だれもいない公園で一人でのんびりしていてもです。ひどい話で、それがどうして悪いのかと理屈では思います。ドイツでのことでしたが、私がドイツ人だったら怒りますよ。でも、怒っても仕方ない。抵抗すると有無を言わさず「法律で決まっている」

と逮捕されるんでしょう。こういう感染対策はとにかくできる限り締めつけることで感染を防ぐという発想で、いったん決めたからにはそれをやり通す。それが感染防止の道だと。でも、それは合理性を貴ぶ西洋国家なのに合理的ではない。どちらかというと戦時下統制です。為政者はそう捉えているからこそのロックダウンなのでしょうが、私はいやです。公園のベンチで日なたぼっこしていて、どうして自分が感染するあるいは他人に感染させる危険があるんですか。

だから、欧米各国がやっていることがすべて科学的で理にかなっているとはとても思えません。しかし、欧米のやり方が正しいのだろうと盲信する人もいて、その日本版をやろうとしている。公園のベンチにバッテンマークを貼りつけて、ここに座っちゃダメとか、子どもたちの遊具を使用禁止にするとか。

子どもたちが外で遊べない環境を作って、ひとり親家庭や共働きの親が働けなくなっています。または、子どもたちだけで長時間家に残されたりする。そういう社会状況の方がよほど有害ではないでしょうか。

子どもを預かってくれる施設の児童館が感染防止のため閉鎖する。図書館も閉鎖する。行き場のない子どもたちはどうしたらいいんでしょう。そんな社会を作ってしまったら、子どもたちはどうやって成長していけばよいのか。感染防止の名目で、そんなおかしなことがまかり通っている状況に私はかなり腹が立っています。

――精神的ダメージも大きいですね。

精神的な疾患も心配です。精神科を受診する人も相当多くなると思います。子どもたちの心のケアもしっかりやっていかないと大変なことになりますよ。そこを見過ごしていると、将来の日本に大きな禍根を残すと思います。子どもたちこそ希望です。私たちは彼らに将来を託すしかないのです。託すことのできるような大人になれるよう育てていかねばなりませんし、少なくとも彼らの足を引っ張るような真似をしてはいけません。幸い子どもたちにとって、この病気は風邪程度でしかありません。にもかかわらず、この流行で大人たちは自分たちの恐怖心を子どもたちに押しつけ、彼らの自由を束縛し、彼らが子どもらしく遊び学ぶ権利を奪っています。

高齢者の「サルコペニア」への不安

ある人から相談を受けたのですが、高齢者が長期間外出できなくて、家で寝ているだけの生活を続けていたら、運動不足で筋力が落ちて歩けなくなったというんです。加齢や疾患で筋肉量が減少することを医学では「サルコペニア」と言いますが、深刻なことですよ。三カ月程度の期間なら復活の余地はありますが、一年以上も体を動かさないでいると、いったん減少した筋肉量はもとに戻りません。これからそういう寝たきりの高齢者が激増してくるのではないかと思います。長期間外出できないと精神的にも参ってしまいますが、肉体的にダメージを受ける人が必ず増えていきます。

はじめの方でいわゆるロングコロナという長引く後遺症のことを紹介しましたが、別の意味での長期的コロナ後遺症です。経済的後遺症もあれば、精神的後遺症もあります。子どもたちの発達に関しては、何年も先に問題となる後遺症です。高齢者にしてみれば、数カ月先に現れる後遺症になるわけです。そういう懸念がある話を各方面で聞きます。そうした問題は先送りすればするほど解決が難しくなります。取り組むとしたら今なのです。なのに、それに対して何ら取り組むことなく、目先の感染対策ばかりに目が行っている。

なんとしても感染を食い止めなきゃいけないと国民を叱咤していますが、その理由を突き詰めていくと、結局は病床がひっ迫するからということです。でもそれは病院の問題でしょう。病院がなんとかしてくださいよ、という話です。医師の私がこんなことを言うと怒られるでしょうけれども、実際の話はそうなんです。

特定の病院だけに患者を集めてどうするんだ、と思います。医療側こそ正しい知識に基づいて過剰な恐れを排して、リーズナブルに広く患者を受け入れる体制にするべきです。病院間でたとえば感染管理や患者の扱い等の職員教育や応援体制をつくるなど、どんどん連携をとっていければ、もっと違う道が見えてくるのではないでしょうか。その結果、先ほどの高齢者の問題や社会的弱者に対しての配慮の問題にも取り組んでいけるようになるはずです。

3 「変異株」狂騒曲

「変異株」でも対策は同じ

——ところで、大騒ぎになってきている変異ウイルスのことです。ウイルスが変異するのは当然かと思いますが、国内に入ってきている何種類かの変異ウイルスについてはどう見ていますか。

ＷＨＯなど国際機関で変異ウイルスにランク付けをしています。これは警戒すべきだとか。いま心配しなくてはいけないのは南アフリカ型やブラジル型などといわれています。それが流行したときに、ワクチンの効きが悪くなるのではないかという懸念があるからです。しかし、それ以外の心配は何もないんですよ、実は。

変異型について行政、マスコミは騒ぎ過ぎです。パニック気味と言ってもよいでしょう。あるメジャーなテレビ局は何かに取り憑かれたように、「変異型、変異型」と連呼し、また「専門家」を登場させ毎回同じようなコメントをさせています。

〝N501Y変異〟に要注意だの、〝E484変異〟だの、本当の専門家以外その意味がわからないような、使い道のないような言葉を政治家や一般国民に教えてどんな利点があるんでしょうか。実質的に何も変わらないんですよ。だってやるべき対策は同じです。少しくらい感染力が強まったといっても対策は変わりません。そもそもわれわれの手にある「武器」は限られているのですから。

たぶん、騒ぐのには別の目的があると踏んでいます。人々を脅して、たとえば人出を少なくさせることで流行を押さえ込むやり方、それに協力しているのかもしれません。そうとしか思えません。あるいは単に無邪気なのかのどちらかです。

――いま判明している変異型で重症化が加速するようなことはないのですね。

そう改めて聞かれると、ずるいようですが「ないとは断言できない」というしかありません。それでも、たとえ重症化率が高くなったとしても、繰り返しますが対策は同じです。病床の確保の課題も同じです。そういうことで右往左往しても仕方がない。重症化する恐れがあるから、さらにゼロリスクでぎゅうぎゅう締めつけて、もっと窮屈な社会にしようということでしょうか。マスコミはそういう社会にしたいのでしょうか。

「変異株」の解釈は専門家に任せよ

私はこの変異型に関して素人は立ち入るべきではないと思います。本当の専門家に全部委ねるべきです。こういう話が世に出ても有害無益ですよ。この変異型にはワクチンが効きそうにないという事態が起きそうだとしたら、専門家がそれに備える準備を開始すればよいだけ。そして判明した時点でそれを提示すればよいだけです。いまはそんなタイプのウイルスは、報告はあっても、まだ日本中にまん延はしていません。

最初、イギリス型というのが入ってきて広がりました。イギリスでは感染力が一・七倍などと言われていますが、総説論文に載っていたデータを見たところ、研究時期、地域、対象年齢なども含めた解析の仕方によってぶれていて、単純に言えばこの冬のシーズンの一二月と一月のデータからは一・二倍から一・七倍程度の間、ならしてせいぜい一・三倍です。見方次第です。それをイギリスの首相が解析初期に出された一・七倍をそのまま使って発表したところに何がしかの意図があったはずです。そしてその意図が見抜けないまま世界中が、とくに日本が、それに引きずられました。あの計算値の使い方ですが、たとえ一・七倍でもわれわれが持っているカードは限られていて、やるべき対策は同じです。換気などこれまでやってきた対策をさらに徹底するだけのことです。変異株だからといって、ゼロリスクを求めるようなことはやるべきではないと思います。

イギリス型が入ってきて、たとえまん延したとしても、そういう対策を粛々とやっていれば、それほど怖くありません。変異型と聞くと、すごく恐ろしいものが入ってきたような印象を受けますが、インフルエンザウイルスだって毎年変異しています。でも全然騒ぎになっていない。なのに、どうしてコロナの場合だけ大騒ぎするのでしょう。

変異と流行というのは、実は〝原因か結果か〟の解釈が難しいのです。すなわち、変異したから大きな流行が起きたのか、流行を起こしたのがたまたまそれまでとちょっと違った遺伝子を持っていたウイルス株だったのかは、なかなかわからない。つまり、もう少しわかりやすく言いかえると、この遺伝子がちょっと変化したウイルスでなかったら大きな流行は起きなかったのか、あるいは変わらないウイルスでも同じことは起きたのか、ということです。

一方で、ウイルスの遺伝子変異はウイルスを追跡するマーカーとしては役立ちます。「このウイルスはいままでなかった型だが、どういうルートでその地域に入ってきたのか」ということを調べるとき、それを追跡するマーカーとしての使い道がある場合はありますが、それ以外に変異に注目する意味はありません。もちろん、変異によってワクチンや治療薬が効かなくなるということになれば警戒すべきですが。そうでなければ恐れることではありません。

テレビで馬鹿げたことを言う〝専門家〟がいました。Jリーグのチームで感染があったときですが、ウイルスの遺伝子を解析すれば移動しているバスの中で感染したのか、ロッカールームで感染したのかがわかると言うのです。テレビに向かって「そんなものわかるわけがないだろ！」と思わず叫んでしまいました。ど素人もいいところです。遺伝子配列で感染場所がバスの中なのかロッカールームなのか、どうしてわかるのでしょう。

そういう〝専門家〟がうれしそうに変異ウイルスをとんでもない脅威のように言いふらしていると、世の中がおかしな方向に向かっていきます。全然「正しく恐れる」方向に向かっていません。

――テレビに出ている〝専門家〟のなかには、この変異ウイルスが以前よりも強毒化している可能性があると言う人もいます。

重症化しやすいかどうかについては、先ほども述べました。繰り返しますが可能性がないとは言えません。しかし、可能性なら何でもそう言えます。

――しかし、そういうことを言われると、一般の人は震え上がってしまいます。

欧米では変異ウイルス登場後、確かに死者数は増えています。しかしいまだ信頼できる数値は出ていません。十倍も増えているわけではないことだけは確かです。たぶん何倍でもないでしょう。最大でも二倍はいかず、せいぜい二〇から数十％増でしょう。受け取り方によっては誤差の範囲ですよ。少しは上にぶれている誤差ですけれども。じゃあインフルエンザでその程度の範囲で致死率が高まったらどうなるか。専門家の間での話題ぐらいにはなるでしょうが、社会がパニックになるかといえば、そんなことはないです。

「変異株」は「強毒化」しているのか？

――では、現状では変異ウイルスは強毒化しているとは言えないのですね。

それはちゃんとしたデータが出されてそれらを見ないとわかりません。ただ、強毒化しているのなら、死者が爆発的に増えているはずです。実際、これまでの型とそれほど大きな差はないように見えます。「可能性」ならだれでも言えます。素人でも。そうやって人を脅して何かよいことがあるのでしょうか。きっと何らかの意図があるのでしょう。そもそも強毒化は、一般の人々が心配する情報ではないです。聞いても怖くなるだけの話です。医療従事者が治療の対策を立てる上で大いに参考にし、うまく準備をするというのであれば、非常に有用な情報だとは言えますが。

「致死率が高くなる可能性があります」という発表の仕方は、その影響を考えた時、専門家の責任を果たしていると言えるのでしょうか。そういうのをあらわすのに専門家は「リスクコミュニケーション」ということばを喜んで使ってきたはずです。なのに、実際に発表の場に立つと、そういったことを全く考えなくなる。最悪のリスクコミュニケーションの見本のようなことをする。いまの段階で変異型の致死率を問題にしても国民をミスリードするだけです。

もしかしたらそういうふうに言っておかないと、あとで強毒化が判明したときに立場が悪くなるから、幅広に言っておこうという保身なのかもしれません。あるいは、それを言うことによって、性急に何らかの方向に対策を変えさせようとしているのか。こんなに怖いのだからもっと頑張ってください、外出を控えてください、という方向にもっていこうとしているのか。政府や自治体としては、なんとか人の動きを抑えようという思惑だってあるかもしれません。そのために「変異」とか「強毒化」とか「高い感染力」などということばを利用している。変異の脅威の話など安易に信用できないところもあります。

たとえばオリンピックに間に合わせるために、感染をこれ以上長引かせたくない、そのために人々を啓発し少しは怖がってもらうという作戦もあり得るとは思いますが、「いまそんなに恐れる話なの？」という感じがします。解析的に見て、変異型での亡くなりやすさが、変異をしていない元の型のウイルスの感染でのそれに比べて格段に多いかといったら、そうではないでしょう。

変異型の感染者は全体で何人いて、そのなかで何人亡くなっているのか。そうした背景の実数をしっかり把握した上で比較しなければならないのです。でもとくに日本では現在まで背景がわかりません。把握できている変異型の感染者が少ないときには、それを分母に死亡率を見れば一見死亡率は高くなります。一方で、流行規模が大きくなるとそれだけ死者の絶対数が増えますから、それだけで判断しても致死率（本当は率になっていない）が高く見えてしまうということがこれから起きるでしょう。しかし、その後変異株ウイルスによる感染の広がり、感染者数がかなり正確にわかってくれば、致死率は下がるはずです。従来型のウイルスでは感染者は大体把握できていて、発症者あたりの致死率もかなり正確に把握できているはずです。

論文に書かれた要約にある数値だけを拝借して、そのままメディアに流すと、間違った解釈が広がっていくことになります。論文を参照するなら、時間をかけて読んで、出てきたデータをじっくり分析して、自分自身の頭で考えてもらわないと。それができないなら専門家の看板を下げてもらいたいものです。

第2章

「コロナ対策」一年の総括

1　「コロナ対策」個別検証

「マスク会食」は現実的か？

――この一年あまりの行政、政治、医療や〝専門家〟、そしてメディアについてうかがいます。これらは感染被害を抑えるため、その役割を果たしたでしょうか。そのために機能したとお考えですか。

何をもって機能したかを判断するのはなかなか難しいですね。うまくやれたことはあるでしょうし、的外れだった部分もたくさんあると思います。感染管理に関しては、まだまだおかしなことが行われています。政治家や〝専門家〟

がテレビで「マスク会食をお願いします」などと訴えていますね。なんだか笑い話のようなことを本気で言っている。

マスク会食などやれるものでしょうか。たとえば二時間ほど食事するとして、はずす→食べる→マスクする→しゃべる→はずす→食べる→マスクする、を延々と繰り返すんでしょう？　マンガじゃないですか。これ、百年後の人たちに絶対笑われますよ。ふつうの人間はできませんよ。私自身はやりたくない（笑）。それをやれという政治家や〝専門家〟の人たちは実践しているのでしょうか。見本として一時間程度実況中継してもらいたいです。

マスク会食が本当に必要なのかどうか、安易な結論ではなくちゃんと考えるべきです。酒を飲んで大声を出すような宴席は別ですが、静かに食事をしていれば、たとえ感染者であってもそれほどウイルスは出しません。食事をしている人たちの間隔があいていたり、きちんと換気している場所ならなおさら、感染の恐れはそれほどないんです。一人の人間が単なる呼吸とともに出す、あるいは静かな会話で出す飛沫の量が極めて少ないことが知られています。だから感染者がたとえいたとしても皆が怖がるほどのウイルスを出すわけではありません。空気の流れを作って、エアロゾルが滞留しないような環境にしておけば、マスク会食なんてやる必要はないと思います。

換気がうまくできていない飲食店や地下の穴蔵のような店を想定してマスク会食を推奨しているのかもしれませんが。飲食店にも様々な形態がありますね。例えばカウンターのあるラーメン屋。目の前で調理していて、大きな換気扇があり、麺をゆでる湯気や野菜炒めの油滴がすぐさま吸い込まれていく。そういうところの前ならマスク会食なんてまったく必要ないですね。ただし最近見かけるビニールカーテンで調理場とカウンターを仕切っていたらダメです。（それがないと協力金がもらえないという話を聞いて同情しますが、それはそれを決めた行政が悪い。普段は開けておいて行政が調査に来た時だけ閉めるくらいでどうでしょう（笑）。）焼き肉屋でも煙を吸い込む換気用のダクトがあるテーブルなら、飛沫も一緒に吸い込んできます。感染リスクはかなり低い。マスクを外しても心配することはないと思います。
そういう感染の可能性が低い店と、穴蔵みたいな場所で人が密集して酒を飲んで騒いでいるような店を、十把ひとからげで見るから無理があるんです。皆がつらい思いをしなければならない。

「安全率」を最大に取るのはもうやめよう

――政府や自治体のメッセージの出し方ですが、リスク評価が入っていません。ここまでやれば危険であるとか、この行為は確率としてこれだけ危険であるという説明がない。線を引かずに一律な形で「注意してください」と、国民に判断を委ねるような言い方を続けています。これはある意味で日本的なような気がしますが。

よくないことです。「この場合、こんなリスクがあります」と説明できればいいのですが、そのリスクをちゃんと評価できない人たちが過剰な、安全率を最大にとったような内容の情報を発信してもどうしようもないですね。飲食店はすべてリスクが高いと思っている一方、席と席の間にアクリル板の仕切りがあれば十分リスクが下がると思い込んでいる。そんな頭の人たちがいくら情報発信しても、適切な指示にはならないでしょう。そのうえ、それを協力金の支払いの条件にしたりしている。

やたらに知事や市長が出てきて、いつもたいして変わり映えしないことを言うのもいかがなものかと思います。住民に直接語りかけたいのかもしれませんが、やり過ぎは、選挙を意識してリーダーシップを見せたいだけなのかといった、うがった見方をされかねません。本当のリーダーシップとは何なのでしょう。重要なのは決断することです。はっきり言ってそれだけでいい。ドイツのメルケル首相のテレビ演説のように、ここぞというときに出てきて住民の心に響く言葉で説明する。それでこそ効果があるというものです。

どうも金太郎アメのような誰でも言えることでしかないものを各首長がくり返しているように見えます。そんなことならいちいち知事が出てこなくとも、副知事や部長クラスあるいは保健所長で十分だと思うようなことが多いです。それよりはここぞ、というときに「オレが責任取る。学校は休校する必要はない！」「葬儀でのお骨拾いは何の問題もない！」とか、はっきり言える首長がいたらたいしたものですが、そういう問題意識あるいは度胸はないようです。勉強していない首長が前面に立って何か言っても、それは素人が素人の代表として情報を出している、ありきたりのことしか言えないだけです。首長に対してきちんとした助言を与える本当のブレーンが必要です（ただしその人選は、その自治体のその後の運命を担うことにもなりかねないので、慎重に進めねばなりませんが）。

対面授業はなぜ避けられるのか？

――それから学校のことですが、小中高は通常の授業を行っているのに、大学はどうして対面授業ができないのでしょう。

大学の教授は高齢者が多いから、感染が怖いんじゃないですか。

――ハハハ、それが理由ですか。そんなことで学生たちのキャンパスライフを犠牲にしているんですか。

まあ、それはいくぶん冗談として、大学生は感染しても軽症、あるいは場合によっては無症状でどんどん広げてしまうから、世間に対する大学の責任というのもあるのかもしれません。高校生以下と違って、大学生は授業が終わったあとに飲み会などをやれますからね。おとなしく自宅にこもってくれればいいんですが、そうもいかない。それは理解できますし、結局、大学生はそういうもんだとわかっていますから。でもやっぱり先生たちが怖いのも本音じゃないかな。社会的責任など表向きもありますが。

――中学や高校にも年配の教師はいますけど。大学生たちは一生でこの時期しかない学生生活を相当犠牲にしていますよ。

知り合いの大学教授は「大学の教室には百人くらいは学生が集まることがある。ぎゅうぎゅう詰めですごい人数になる。それを考えると恐怖感がある」と言います。百人も集まれば確率的に一人や二人感染者はいると考えられますからね。学生は感染しても軽症かもしれないけれど、自分がうつされると危ないと言うんです。

下手すると感染するという恐怖感はたしかにあるでしょう。ゼミ程度の少人数で皆がマスクをして換気しながらの授業なら心配はいりませんが、換気が不十分な中くらいの広さの教室に大人数がぎっしり詰め込まれた状態だと危ないですからね。要は授業形態でしょう。

私も大学で講義をしているのですが、学生数は大半がリモート出席で、たった三人の授業から、二、三〇人くらい、最大で一〇〇人以上まであります。私自身は実は自分がマスクをするのは嫌いで、マスクなしで授業をしていましたよ。学生さんたち皆がマスクをしてくれて換気もしっかりしていれば大丈夫だと思っていますし。まあ、私自身が感染者でないのが大前提ですが。私は授業がある二週間前から体調に気を付け、感染の可能性が思い当たるようなところには行かないし、授業前も含め適時イソジンで鼻と喉のうがいもやっていて、それを説明してやっています。

——授業中、学生は黙って聞いているわけですからね。マスクもしているし、そんなに心配する必要はないのでは？

黙って聞いているか、内職しているか寝ているかのどちらかですから（笑）。

——活発に質問したらかえって危ない（笑）。

きちんとマスクをしているかぎり大声だって大丈夫ですよ。大教室では、はっきりとした声で質問してくれないと聞こえません。私が授業をしていたときは地域で日に十人も感染者が出ていなかった。この教室にはまず感染者はいないだろうと思っていました。百人、二百人を超えてきたら、もしかしたら教室内に一人くらい感染者がいるかもしれないと警戒したでしょう。でも、学生さんたちが皆マスクをつけていますし、窓を少し開けて換気をしていれば恐れる必要はないんですよ。

飲食店への時短と「公的補助」をどう考えるか？

——飲食店に対して感染防止のために営業の自粛・短縮を要請する見返りに公的な補助が行われてきました。先生のご専門のウイルス学ではなく政策的な話なのですが、これについてはどう見られていますか。

時短で果たしてどれだけの有効性があるのかよくわかっていませんし、因果関係を直接証明することもできないはずです。感染が減るならそれが本当の理由でなくとも結果オーライという話です。中途半端でしかない。やるなら徹底的にやる。そうでないなら別の方法を探る方がいい。協力金を配るための名目じゃないかと邪推してしまいます。ただ、いくら時短をやっても無防備で昼カラオケをやられたら元も子もない。いくら午後八時までの営業にしても、昼に密な状態を作られたら、せっかくの感染対策もスルーされたも同然です。

夜八時以降にカラオケをする人口と昼のカラオケ人口は同じなのか違うのか、よくわかりませんが、たとえ昼人口が少なくても危ないことをやっているなら、そこを見過ごして、夜だけ時短というのは理解に苦しみますね。

まあ、密接な接待を伴う場やお酒を飲んで大騒ぎするような会食は夜の方が多いので、その点では夜の時短は有効なのかもしれません。それでも時短だけで対処するのは大雑把すぎると思います。もう少しきめ細かい対策ができないものか。実質的な有効性を考えるともっときめ細かいことが必要で、カラオケは時短どころじゃなくて営業をやめてもらうべきです。あるいは（ここはウイルス屋としての発言ですが）マイクのアルコール消毒とかアクリル板のようなほとんど無意味な対策ではない、換気などの実効性のある対処法を指導しながら（そこが実はできていない、指導できる人がいなかったりする）、環境を相当監視して営業を許可しないといけません。

公的補助の話ですが、これもきめ細かい対策がなされていない印象を持っています。役所も人手が足りなくて大変だとは思いますが、飲食店は個々に事情が違うから、一律に配るのはどう考えても不公平ですよ。営業自粛中は一律一日四万円支給と言われても、大規模店にとっては雀の涙で何ら補助になっていないケースもあるでしょう。一方、一日の売り上げがもともと少ないか、あるいは開業したての店では休んでいた方が大幅黒字です。協力金目当ての駆け込み開業は除外できる仕組みなのでしょうか。原資はわれわれの払った税金です。ウイルスの専門家としてではなく納税者としての感覚で憤っています。

各店舗の営業実態が電子的にデータとして把握されていれば、それぞれの事情に応じた額を支給するのは簡単なことでしょう。それができないのは国家としてかなり問題じゃないですか。聞けばドイツはそういうデータを国家が国民番号あるいは納税者番号で把握していて、申請すれば営業実態に応じた金額が二日後には振り込まれていたといいます。そういう体制があれば、もっときめ細かくやれたんじゃないかと思います。

きめ細かな対策のために

そもそも私は、悪平等というか一律というのが嫌いで、人にはそれぞれの事情があって、それぞれの事情に応じて対策を立てるべきだと思っています。それができていなかったということが日本の課題として明らかになった。われわれは反省して、今後は立て直しをしていくべきですね。少なくとも個人の直近の収入情報が一元化されているデータベースがあって、その活用がなされているという状況にないのは間違いない。

――マイナンバーカードですね。

そうです、マイナンバー。ああいうものをしっかり活用できれば、それぞれの事情を把握して一気にお金が配れたはずです。各人の銀行口座情報も入っていれば、そこにどんどん振り込むだけです。この家庭は何人家族であるということもわかっていますから、わざわざ申告しなくてもいい。われわれの社会はそういうことができる体制になっていなかったということです。

これは国だけではなくて、われわれ国民の責任でもあります。私も反省しなくてはならないと思っています。マイナンバーカード、面倒で作る気がなかった。国民がきちんと納税することなども考えると、この制度はまじめに考えなくてはいけなかったんです。個人情報が国に把握されることへの懸念（一連の、情報管理のお粗末に起因する政府の能力への不信感――性悪説に近い――を払しょくできないでいる）も理解できないでもないですが、むげに拒否するのではなく、個人情報の管理を徹底した上で、この制度が国民のために使われるようにしていく前向きな発想が私たちには必要なのだと思います。

もう二十数年前の私自身の経験の話になりますが、ＣＤＣでの勤務でアメリカ暮らしをしていたとき、ソーシャルセキュリティー番号というものを登録させられたんです。それは今でもあると思いますが、納税も含め私の個人情報がいろいろ紐付されるようになっていて、役所などでの様々な手続きはカード一枚で済むようになっていました。この番号の入ったカードを持っていないと生活していけないくらいでした。

たしかに為政者が変な使い方をする、あるいはどこかからハッカーが入り込んで情報を盗み出すようなネガティブな可能性もないとはいえません。そこを十分監視できる体制をつくって、こういう個人情報のシステムを感染症まん延などの有事に備えて構築しておくべきです。その社会整備ができていたら、様々なことがもっとすんなり進んだはずです。今回のコロナ禍で日本の課題を突き付けられたような気がします。ただ、繰り返しますが、行政ばかり非難しても仕方ない、われわれの意識の問題もあることは先に述べた通りです。

さて、公的補助は十分なのかと言われれば、それは対象によっては十分ではないしまた公平でもないでしょう。公的補助は飲食店が対象ですが、その飲食店に酒を納入している酒屋さんだって困っているわけでしょう。困っているのは飲食店だけではありません。飲食店に関わる他の業種の人たち皆が困っているわけで、飲食店だけに的を絞って補助をするのもどうかと思います。

どうやっても不公平感は残りますね。おしぼり屋さんだって食材を卸す店だって全然売り上げがなくなっているはずです。困っている人たちは多種多様なのに、飲食店だけが窮地にあるようなイメージが広まっています。たとえばスポーツインストラクターも、ライブハウス関連の人たちも、多くの領域の人たちが困っているはずです。社会全体を見渡す視点、想像力の問題です。

「ＧｏＴｏ」キャンペーンの功罪

――感染拡大でかなり批判を浴びたＧｏＴｏトラベル、ＧｏＴｏイートなどのＧｏＴｏキャンペーンをどう考えますか。

感染防止対策のしわ寄せで窮地に陥った業種の人々を救済するためには必要だったと思いますが、「いまはまだちょっと危ないぞ」という時期に我慢しきれなくなってやったような感じです。結果論ですが、今の状況から見て、もう少し落ち着いてから実施すればよかったですね。危ないときに無理やりやるのはダメでしょう。ただ、これは結果論であって、後出しジャンケンのようなものです。世の評論家は、後出しジャンケンが多く、国民もそれにつられがちです。うまくいっていたらその逆の評価もあったはずで、やる時点では、どっちに転ぶかわからない賭けだったわけです。ただ、その賭けも、有利に進めるための情報収集とその解釈、判断というものはあって、そこが為政者に帰せられるのです。それは決断者の孤独というものです。

困っている人たちを救済しなければならないのは当然です。でも、感染が広がる予兆があるときは補助金でしのぐような形をとって、もう大丈夫だというときにＧｏＴｏを実施するというメカニズムを考えないといけません。私に言わせれば（これも始める前にコンサルトされればそう答えましたが、それはなくて今このようなことを言うのも、見ようによっては後出しジャンケンに過ぎませんが）、やはり感染が拡がりやすい冬の時期あるいはそれにつながる時期にやってはダメですよ。気温も湿度も上がって、大きな流行の懸念がなくなった時期にやるべきことだと思いますね。

ＧｏＴｏで政府は信用を失った形ですが、国民が政府を信用しないのも弊害が大きい。またマイナンバーカードの話に戻りますが、信用が足りないためにカードの普及が遅れています。非常時に有効な行政サービスが効率的に行えないようでは、国民にとって不幸なことです。やり方として、ある程度取得を義務付けるといいますか、いざというときにマイナンバー情報でお金を配るシステムにしてしまい、カードがなければせっかくの補助金も受け取れなくなりますよ、と周知してもいいのではないかと思います。危機のとき社会にとって必要なものという位置づけにすべきです。

今、生活のあちこちの場にあるコンビニに様々なサービスを担ってもらおうというアイデアもありますが、今後、少子化が響いてコンビニも減少していく傾向にあると聞きます。人手も足りなくなるだろうし、コストの問題もある。様々な手続きをコンビニが引き受けるのが難しい時代になってくる可能性もあります。きめ細かい住民サービスを行うにはどうしたらいいのか。人口減少が問題にならなかった昭和の時代のように、戦後のベビーブーム世代が社会の中軸で、暇な公務員があり余るほどいて、何でも人力でやれた時代とは違います。少子化で人手はどんどんしぼんでいく時代に行政の効率化を考えたら、それらをコンピューターを駆使して実施するシステムを手にしておかなければならないと思います。それは絶対にやらなければならないことです。やれなければ日本は生き残れませんよ。

なぜ病床数がひっ迫するのか?

――われわれ一般人が何とかならないものかと思うのが病院の病床数です。とくに民間の病院がコロナ患者を受け入れにくい体制になっています。病院経営の問題もあります。これをどうお考えですか。

まあ、小規模の民間病院にも言いたいことはあるでしょう。高齢者をたくさん受け入れている民間病院にコロナ患者を受け入れろといっても、そう簡単にはいかないと言うでしょう。けれども、高齢の入院患者が多い病院でもベッドが空いているのなら、「なんとかコロナ患者を」とまでは行かなくても、別のできる協力はしてほしいですね。

患者を受け入れている公的病院にもコロナ患者用の病床数には限りがあり、満床で空きがなければ新規の患者は受け入れられない。そのために、まずは治療が終わって回復して、その病院であとやれることがないような患者さんにはできるだけ早く退院してもらうこと。それがやりやすい退院基準を明確にし、いわゆる特措法で入院措置があるように、行政命令で患者に退院してもらう規定をつくり、あらたなコロナ患者を入院させていくような形にしていくべきだと思います。さらには知事の権限をアップして、命令権も持たせるなどして、回復患者の受け入れ先を行政が指示する。そんなシステムです。

ほかの病院が皆嫌がっているなかで、特定の病院だけに患者の受け入れをお願いしたら、「なんでうちだけなんだ」という話になってしまいます。だからすべての病院をできるだけ公平に扱わないといけない。例えば、できる範囲のことをやってもらうために一床でもベッドを空けてもらえるような形にもっていくようにすべきです。

ただ、それでもできないという病院はあります。入院患者の大半が寝たきりの高齢者という病院もある。もう第一線を退いた高齢のお医者さんが管理者として一人ぽつんといるような病院です。そういう病院は一人でも受け入れは難しいでしょう。病院のマンパワーと能力の問題が厳然としてあります。日本の医療はそういうところでいろいろ問題を抱えているんです。そういう態勢の整っていない病院に回復者とはいえコロナ患者を無理やり入院させるのも酷なことです。十分な数の看護師がいて、医師もある程度の人数がいる病院が、怖がらずに一人でも受け入れてくれたらいいのですが。

まずはそこを行政がしっかり見極める必要があります。その上で、「おたくの病院で一人くらい引き受けてもらえませんか」と頼みに行くのです。でもお願いしても断られる、そういったケースもこれまでは多かったと聞きます。だから、こういう非常時には行政にある程度の強制力を持たせることも必要でしょう。特措法とまではいかなくても、そのひとつ前のレベルあたりで行政の権限で各病院に何らかの協力を求める。そんなことができるようにしておくことも、考えておくべきだと思います。

受け入れ病院の幅を広げなければいけませんが、じゃあ眼科の病院でやれるのか、となったときはおそらく無理でしょう。眼科でベッドが一つあるといっても、その患者を誰が診るのかということまで考えないといけない。何科の病院ならできるのか。やはり総合病院が対応するしかない。地域の基幹病院や、末端ではあるがある程度の数の医師と看護師がいる病院が分担することになります。それを可能とするような、受け入れ先の施設の職員の研修のことも考えておかねばなりません。

問題は一般の人たちが考えるほど簡単ではありません。たとえば、がんセンターのようなところにもベッドを空けて何とかしてくださいということになったとします。「よろしい。病床は空けましょう。しかし、その分、がん患者の受け入れが減ります。がん治療が滞りますが、いいんですか」という話にもなるでしょう。コロナ患者とがん患者のどちらの命を守るのか選択を迫られるかもしれない。例えば家族ががんになって入院しているとして、「コロナの患者を受け入れるので退院してください」と言われたとしたら、すんなり納得できないでしょう。コロナ患者を受け入れるためにがん病棟の一つをつぶして、がん患者を退院させることが起きるかもしれない。それも大きな問題です。

地域の医療全体で受け入れるようにすればいいという意見もありますが、最初に話したように、そんなに簡単なものではないですよ。マスコミなどは漠然としたイメージで、どんどんできるようなことを言いますが、各論で見ていかないと。

――医師会の会長が毎日のように記者会見をして、国民にある意味「もっと頑張れ、頑張れ」というようなメッセージを発している印象があります。精神論はいいとして、実際問題としてベッド数に関して医師会がもう少し努力してもらえないかと思いま

す。素人の素朴な願いです。医師会にはそういうことはできないのでしょうか。

マスメディアでは毎日のように出てくるトップの人たちの発言ばかりが目立ちますが、ほとんどの国民は医師会がどういう団体なのか理解していないでしょう。医師会は、ほぼ開業医の団体です。大病院の院長クラスは少し入会していますが、病院の医師の大部分は医師会に入っていません。勤務医の給料では医師会費が高くて敷居が高いんです。医師会というのは学術団体ということにはなっていますが、実質的には開業医の意見を政治や行政に反映させるための団体なんです。

――では、コロナ患者を受け入れたくないという意向が開業医側にもしあれば、ベッド数拡大とは逆の力が働くこともありえる？

そういうことはないでしょう。一般の人たちは「医師会」と十把ひとからげにいってしまうことが多いですが、それも乱暴な話です。たしかに「発熱患者お断り」という診療所も見かけますが、医師会のなかにも志のある人たちはいて、皆で交替でＰＣＲ検査の検体採取をしてくれたり、入院設備はなくとも初期診療で貢献してくれていたり、あるいは自分の診療所では構造上診れなくても往診でがんばってくれている先生方もいます。しかし、医師会には性格上、入院措置に対して病院のような決定権はないです。

「新型コロナ感染症を感染症法上の五類にせよ」との意見について

――医療の切迫という事態を受けて、この感染症を感染症法上の五類にした方がよいという意見を見かけることもあるのですが、どういうことですか？

新型コロナは感染症法上、「指定感染症」（一～三類および新型インフルエンザ等感染症に分類されない既知の感染症）であり、事実上二類相当に扱われています（表参照）。一類はエボラウイルス病やペストなど、二類は結核やＳＡＲＳ、ＭＥＲＳ（中東呼吸器症候群）など危険性が高いもので、その患者や病原体を扱うことができる病院・施設も限定されます。新型コロナは「指定感染症」とされていることによって、患者の隔離的入院措置やいろんな私権の制限などが法的に可能になっていますが、そのために患者の受け入れ病院が少なくて医療の切迫の原因になっている。だから、むしろインフルエンザのような五類の感染症としてしまった方が、広く普通の医療機関も患者を受け入れることになり、医療も切迫せずに社会が良い方向に向かっていく、という意見もあるのです。インフルエンザだってこれまで毎年多くの高齢者や基礎疾患を持つ人たちがかかって亡くなっていたのだから同じでいいじゃないかというロジックです。

——たしかに高齢者以外では軽症者が多いために、そういわれるとそんな気にもなります。先生は、どう思われますか?

第1章でも述べたように、この病気はインフルエンザより格段に怖いです。確かに軽く済む人も多いけれども、重症化する人もある割合でいます。高齢者が重症化しやすいのはわかりますが、重症化するのは高齢者だけではありません。

感染症の分類と考え方

分類		実施できる措置等	分類の考え方
一類感染症		・対人：入院 （都道府県知事が必要と認めるとき）等 ・対物：消毒等の措置 ・交通制限等の措置が可能	感染力と罹患した場合の重篤性等に基づく総合的か観点から見た危険性の程度に応じて分類
二類感染症		・対人：入院 （都道府県知事が必要と認めるとき）等 ・対物：消毒等の措置	
三類感染症		・対人：就業制限 （都道府県知事が必要と認めるとき）等 ・対物：消毒等の措置	
四類感染症		・動物への措置を含む消毒等の措置	一類～三類感染症以外のもので、主に動物等を介してヒトに感染
五類感染症		・発生動向調査	国民や医療関係者への情報提供が必要
新型インフルエンザ等感染症		・対人：入院 （都道府県知事が必要と認めるとき）等 ・対物：消毒等の措置 ・政令により一類感染症相当の措置も可能 ・感染したおそれのある者に対する健康状態報告要請、外出自粛要請等	新たに人から人に伝染する能力を有することとなったインフルエンザであって、国民が免疫を獲得していないことから、全国的かつ急速なまん延により国民の生命及び健康に重大な影響を与えるおそれ
指定感染症		一類から三類感染症に準じた対人、対物措置（延長含め最大２年間に限定）	既知の感染症で、一類から三類感染症と同等の措置を講じなければ、国民の生命及び健康に重大な影響を与えるおそれ
新感染症	症例積み重ね前	厚生労働大臣が都道府県知事に対し、対応について個別に指導・助言	ヒトからヒトに伝染する未知の感染症であって、重篤かつ、国民の生命及び健康に重大な影響を与えるおそれ
	症例積み重ね後	一類感染症に準じた対応（政令で規定）	

病理学的にもこれまでの感染症では見られなかった病態があり、現実的に欧米諸国であれだけ多くの犠牲者を出しているのです。まだ特効的な薬もなく、重症化すると治療も長引き、治ったとしても後遺症で苦しむ人も多いです。

——それなのにあえて五類に入れることにどのようなメリットがあると言っているのでしょうか。そしてそれはどのようにお思いですか。

医療の切迫は、多くの患者を開業医レベルでも診ることができれば解決するとの考え方です。でもそれは短絡的な思考です。五類になったからといって、開業医の先生たちが皆新型コロナの患者を引き受けるかといえば、そうではないし、それこそ感染管理がしっかりしていないと、先生方や看護師等の職員も感染の危険に晒されます。それは開業医の先生方自身がいちばんよくご存じでしょう。そういった中から勇気と使命感で立ち上がる先生方も確かにおられるとは思いますが、規模的にはそれで問題が一気に解決するほどではないでしょう。実際に、医療の切迫を毎日のようにテレビで訴え市民に協力を求める医師会が、自らの会員にアンケートをとってどれだけの規模でそういうことができるのかを調べてみればわかると思います。

——現実的ではないというお考えでしょうか。

さきほど短絡的という言葉をつかいましたが、議論が未熟だということを言いたい。問題は簡単ではありません。いきなり結論に行ってしまっている感があり、考え方を整理する必要があります。

・新型コロナが今の「指定感染症」という分類だとどんな不都合があるのか。
・その不都合を、五類に変更することなく、他の手段、あるいは従来の方法の運用の仕方で改善できるかどうか。
・五類に変更した場合の利点と不都合は何か。
・五類にした場合の不都合を、回避する手段はあるのか。

ここでは紙面の都合上書き出すことはできませんが、実際にはこういったことをすべて挙げた上で、やはり五類に移すしかないのか、という議論であるべきです。しかし、この議論に行政が簡単に乗って来るとは思えません。諸外国ではどうなっているのかも調べてみたいですが、現状を変えるのは相当のエネルギーが必要でしょう。

ただ、忘れてはいけないのは五類云々の議論のそもそもの目的です。それは「分類を変更すること」自体ではなく、現状をいかに良いものにしていくかのはずです。それさえ忘れなければこの議論をすることの意義はあります。

その上で、私自身の考えを述べることが許されるのであれば、五類への変更はまだ無理だと思います。ワクチンや特効薬がいつでも手に入るようであれば五類でもよいですが、今はまだ、ふつうの五類と違いすぎます。今簡単に五類にうつせばよいというのは恐れなさすぎです。正しく恐れていません。

この分類は何のためにあるのかをまず考えます。社会防衛のための分類とすれば、その意味では、現状の二類相当でたぶん間違っていないと思います。その目的が、もし個人防衛であると謳うのであれば、分類も複雑な話になります。

たとえば高齢者にとっては致死的な病気でも小児にとってはただの風邪程度の病気です。

分類にとらわれて、その規定を杓子定規に実行して不都合が生じているのは、この議論のスタートの動機の部分にかかわることです。いきなり五類にせよということではなく、現状の仕組みに対して、そうした不都合が生じないような賢い運用ができる柔軟さを組み入れていくことが必要だと思います。その時の正しい知識に従って必要な対策はとり、余計な対策はやらないという賢さが求められる仕組みです。

ただ、その「正しい知識」というのがまた難しい問題です。いったい、だれが正しい知識を持っているのか。今回、国の「専門家」はどれだけ信用できるのか怪しさが露呈されるようなことも、少なからずありましたから。それも今後の教訓といえば教訓ですが。

そういった意味で、○類での規定というものを、「必ずやるべきこと」のように読むのではなく、そのときどきで協議して必要なら「やってもよい（やらなくてよいならやらない）」といったようなものにできれば、いいのかもしれません。それでも、「そんな一貫性のないことをしたら現場はもっと混乱するだけだ」との反論も聞こえて来そうです。いずれにせよ、議論がなさすぎる、あるいはまともな議論になっていない、というのが一番の問題ではないでしょうか。

2　専門家とメディアの責任

〝専門家〟をどう見るか

――メディアに登場し続けている〝専門家〟といわれている人たちの話に移ります。西村先生はおっしゃりたいことがたくさんあるのではないですか？

〝専門家〟といわれる人たちはこの一年あまり、ほぼ毎日朝から夜までテレビに出ずっぱりです。その発言の影響力はたいへんなものだと思います。一般国民の頭に刷り込まれているんじゃないでしょうか。その言動をどう見ますか。

私は最近はテレビを見ないことにしているんです。腹が立つから。必要なニュースは見ますが、そこでの断片的な報道だけでもそのおかしさにあきれています。申し訳ないのですが、コロナ特集など見ていません。

〝専門家〟については、いつも「この人たちは本当にウイルスのことをわかっているのかな」と思いながら見ています。「やっぱりこの人は専門家だな」という人はほとんどいません。「専門家」とは何かという定義も定かではないですし。人に文句をつけるならおまえが出ろ、と言われるかもしれませんが、「オレにしゃべらせろ」という気にもなりません。

じゃあどういう人がいいのかといっても人選は非常に難しいですよ。どの人の話なら納得するのかと聞かれると、すぐに名前の出てくる人があまりいない。私がこの本の最初に紹介した友人以外、ほとんどいませんね。彼は、ときどきリモートで出て正論を述べています――スタジオの、ステレオタイプ的な話に頭の凝り固まったキャスターは、理解できていないようですが……。

まともなウイルス学者がメディアになかなか出てこないのは、奥ゆかしさもありますが、やはりウイルス学に関しては日本の層の薄さが出ている感じもします。ときに分野外の有名な学者先生が自説を述べることもありますが、まるでプロレスの場内乱入みたいな感じです。あるいは、スキーのアルペンの滑降の選手が、ジャンプの話をするような（笑）。

しかし、メディアに頻繁に登場している〝専門家〟たちは、よくわかってないことをさもわかったように言いますね。困ったものだと思います。ときに、ウイルス学をちょっとだけ触った御仁が、自分をウイルス学者と言って、にわか勉強でどこかから聞いてきた話で論評するような光景も目にしました。中学の部活で補欠だっただけの人が、まるで自分がオリンピック代表候補だったかのようにオリンピック選手を論評しているようで滑稽です。

――〝専門家〟の人たちからは相変わらず「気を付けましょう」「危ないですよ、怖いですよ」というネガティブメッセージの発信ばかりのような印象があります。「ここまでは大丈夫ですよ、心配ありません」という安心させるメッセージが少ない。

大丈夫じゃなかったときに責任を問われるので言いづらいのでしょうか。

自分でまともに研究したこともなく、自分で考えたわけではなく、どこかで聞きかじったようなことばかり言っている人は、それしか言いようがないのでしょう。世にあるデータを詳細に検討し、自分の頭で考えて適切に解釈して話ができる人なら「ここまでは大丈夫です」と自信をもって言えるはずです。その自信がなければ「大丈夫」という安全ラインが引けないから怖くてそんなことは言えない。「危険です」「可能性はあります」と安全率を大きくとって言っておけばまあ間違いないですからね。

例えば私が専門外のところに引っ張り出されて、「専門家」として話をしろといわれたら、にわか勉強したことをあたかも専門家のようなふりをして、聞いたようなことを繰り返して言うでしょう。それくらいしかできないですよ。だから、テレビの常連の〝専門家〟の人たちはそれをやっているんだろうなと思いながら見ています。

――その人たちをずっと使っているメディアも考えものです。

要するにメディアの問題ですよ。これは〝専門家〟に語らせる場面じゃないだろう、と思うことがたくさんあります。こんなこと素人だって言えるじゃないかというような話を〝専門家〟に語らせている。その人たちが出てきて語る必然性など何もないようなことに関しても。アナウンサーから聞かれたことをオウム返しに言っているような人もいます。それでよしとするメディアがおかしいですよ。メディアがもっと勉強して、〝専門家〟にちゃんとした質問をしないとダメです。〝専門家〟が困るような質問をしていかないと。でも、そういう質問を聞いたことがないですね。

――〝専門家〟に鋭い質問をして侃々諤々やっていてはワイドショーが成り立たないんでしょう。時間内に収まらない。

すみません。私はワイドショーはまともに見たことがないのでよくわかりません。それよりも通常のニュース番組で「感染症に詳しい何々大学の○○さん」

などという振りで出てくる人にそんな印象を持っているんです。いくらテレビは馬鹿馬鹿しいと思っていても、通常のニュースは見ざるを得ない。朝起きてテレビをつけると〝専門家〟が出てきて、帰宅して夕食をとりながら夜のニュースを見るとまた同じような顔が同じようなことを言っている。

一緒にテレビを見ていた妻が「こんなことなら素人の私でも言えるわ」と冗談で言っていました。別に〝専門家〟に語らせなくてもいいような内容を発信するのは、何か権威づけようという意図があるのか。不思議に思う視聴者もいるのではないですか。

――ワイドショーも同様だと思います。全民放のワイドショーが朝から夕方までコロナの情報を発信し続けています。こんな国はたぶん日本だけだと思います。これだけテレビ放送がコロナ漬けなのは。

私はそういう番組を見る時間はないです。それほどヒマでもない。普通に働いている人は見る時間がないでしょう。それを見る時間のある人が刷り込まれて、「何とか警察」になっていったり、どうでもいい情報を信じていくのでしょうかね。罪作りです。

シミュレーションに振り回されるな

――テレビでちょっと本当かなあ、と思うのはスーパーコンピューターを使ったシミュレーション映像です。

あれは、使い方によっては便利ですが、使い方がひどい場合が多々あります。そういうものをもとにするから感染対策が狂っている面もあるんです。たとえば、飲食店での必須の感染対策のようにされているアクリル板の仕切りがあります。これがもっともらしくいわれているのは、スパコンのシミュレーションが正しいという前提があり、それが絶対的に正しいと誤解しているからです。

しかし、シミュレーションでの話です。それを受け取る側が心しておかねばならないことがあります。たとえば、アクリル板の前で咳をしている動画がありますね。ここで注意すべきことを挙げます。まず第一に、この動画シミュレーションで見ている極めてたくさんの粒子は擬人化した像（ダミー）から排出される飛沫あるいはエアロゾルの動きを見ているだけだということです。ウイルス粒子を見ているわけではありません。あそこのダミーが感染者だとして、生きているウイルスは、排出されたと表現されている何千もの粒子の中のごく一部、多くてせいぜい一〇個程度です。（コロナとインフルエンザのスーパー・スプレッダー〈感染力が強く、多数の人に感染させる人〉が同じくらいの量を出していると仮定しての推定です。だから、前後しますが、次に話すように一回の咳が問題ではなく、長時間のそれの累積がいちばんの問題なのです。）

それも人が一回咳をした場合だけの想定だということです。咳一回だけならある程度の高さの仕切りがあれば一見有効に見えます。けれども繰り返し咳をした場合はどうなるのか。何度も咳をすれば空中を浮遊するエアロゾルはアクリルの仕切り板を回り込んで広がっていきます。さらに言えば、単なる呼気や発声に伴って発生するエアロゾルの粒子は、アクリル板に届きさえしませんが、回数が重なっていけば、その粒子は空中に蓄積されアクリル板を越えます。

そんなことは実際に実験すれば簡単にわかることです。常識的に考える頭のある人ならば気がつきますよ。一部の想定だけを切り取って見せて、「万事この通りです」と思わせるのはたいへんなミスリードになります。

私はコンピューターの素人ですが、多分間違っていないと思います。シミュレーションにはバイアスがあると思います。バイアス付きのシミュレーションです。何が問題かというと、ああいうコンピューターでのシミュレーションは結局プログラミングが問題でしょう。どういうプログラムでやるかで結果が違ってくる。一回の咳を想定してやると決めたのは人間なんです。プログラムする人間が百回咳をしたと想定してコンピューターに入力すれば、百回咳した場合の飛沫の映像が出てくるわけです。しかも、先ほども言いましたが、対象にすべきは咳だけではない。大声で盛り上がった会話もある。

あのスパコンのシミュレーション映像はプログラムした人が咳は一回と決めちゃったから、その範囲内でのことに過ぎません。コンピューターはやれと言ったこと以上のことはやりませんから。本来は咳一回ではなく、その場に感染者が長時間いた時のシミュレーションが必要だと考えるべきではないでしょうか。さらには、開放空間でしか見せてないですが、閉鎖空間ではどうか。どれくらいのサイズの閉鎖空間を模すのか、あるいは現実に則して換気やその場の空気の流れがあった場合を加味したシミュレーションで示す必要があります。

シミュレーションは、人がどんな発想でどんなプログラムでどんな数字を入力するかで結果が変わるはずです。そういうことについて最初の選択における発想が乏しければ、それによるバイアスのかかったものができあがります。それを政策担当者がスーパーコンピューターに間違いはないと無批判に採用してしまっているのが現状です。そしてそれをもとに国が決める対策のおおよそのことが決まっています。

隣の席からの飛沫がいちばん近くて多いという、わざわざお金をかけてコンピューターを使わなくても常識でわかることを見せて、危ないから飲食店ではここに仕切り板を置きましょうとか、真向かいは危険なのでたすき掛けに座りましょうとか。でも、こんな対策はエアロゾルの広がり方からいえばほとんど意味がないんです。それがまことしやかに有効な対策だと流布されている。座席一つずつ空けてくださいとか。何の役にも立たないことです。シミュレーション予測とコンピューターを過信した結果です。

コンピューターを使っているのは人間です。人間が最初に予測した範囲を決めるんです。今の現実科学ではそれ以外のことをコンピューターはやりません。人間が決めごとや入力を間違えれば、コンピューターも間違った結果を出します。

私はその道の専門家ではないので詳しくは知りませんが、スーパーコンピューターにはすごい予算が使われているんでしょう？　だから、何とか成果を出さなくてはいけないということもあるのではないかと下衆の勘ぐりをしています。コロナはある種のチャンスですよね。このスパコンは感染対策でもこんなに使えるんです、ということを見せるためにやっているのか、と疑ってしまいます。

この日本の宝ともいえる技術をせっかく使うのに、スタートのところ（どういう映像がとれれば本当に感染対策に役立つかを決める一番大事な段階）で呼吸器ウイルス感染症にたいして詳しくない人たちが見様見まねでそういうことをやるのは、危ういと思います。ほとんどの人はコンピューターのことを詳しく知らないから、コンピューターがはじいた結果を神さまのご託宣のように思ってしまう傾向があります。ひとつの狭い視点だけの予測とは知らずに信じ込んでしまう。でも、それは事前にある人間が決めた範囲内の「正しいこと」なんですね。そこが理解されていない。メディアは勉強して疑ってみることも仕事なのに、出てきた結果を妄信してただ情報を流しているように見えます。

――ことあるごとにスパコンのシミュレーションが発表されると、何やらアピールの要素もあるのかな、と疑ってしまいます。もちろん、感染対策によかれと思ってやっているとは思いますが。

まあ、参考にするのはいいでしょう。でも、それをもとに対策を立てることは慎重にすべきです。スパコンのシミュレーションを丸ごと疑うこともなく信じるのは専門家としては能力不足でしょう。

ついでにここでもうひとつ大事なことを言わせてもらうと、シミュレーションはあくまでシミュレーションでしかなく、実測にはかなわないということです。スパコン計算によるマスク素材の粒子通過阻止率の成績があります。どういった計算式を駆使してそんな結果を出すのかは知りません。たとえばウレタンマスクでも粒子の大きさにもよりますが、三〇から四〇％の粒子を阻止することになっています。しかし、私たちが実測した数値は一％以下から大きな粒子でも一〇%以下でしかありませんでした。

感染者数を毎日報道するべきか?

――メディアの問題でいいますと、毎日感染者数を報じています。「東京何人、大阪何人」とその繰り返しです。これを毎日やりつづけることに意味はありますか。

私は意味がないと思います。一週間単位くらいで見ていけばいいんですよ。その日発表された数字はその日の感染の結果じゃないんだから。一週間か二週間前の結果なんです。だから、われわれは一週間単位で物事を見ていかなくてはいけないんです。一週間単位の動きを見るくらいで十分です。先週は患者がたくさん出て、感染が各地域で広がっているようだ、という結果が今週出ているんです。だから、今週が少なかったなら、それは先週かその前の週にうまくコントロールができていたという話です。

それを毎日一喜一憂している。小さなピークを見つけて、今回は日曜日としては過去最多、火曜としては何週連続最多更新とか、とにかく新しいことを言おうとしている。悲惨です。そんなことやっても人々に対するリスクコミュニケーション上は無意味あるいはむしろ有害です。必要ないですよ、そんな数字。自治体の発表も一日ごとの数字ですが、一週間単位で十分でしょう。

そんな発表なんかやめて、自治体の首長は、部下の職員を少しでも休ませてあげたらどうでしょう。三百六十五日、毎日毎日「きょうは何人」と数字を発表する労力をもっと有効な感染対策に割いてほしいですね。二日や三日おきでもいいじゃないですか。そういう記者発表よりも、もっと本質的な仕事をやるべきです。感染データの解析をきっちりやるとか。公務員をそういうところで働いてもらうようにしないと。私が首長だったら「そんな数字を毎日発表する必要はない」と言いますよ。

首長の能力にも左右されますね。ちゃんと考えられる首長なのか、外から何か言われるとすぐふらふらして方針がぶれる人なのか。こういう危機のときこそのリーダーシップ（住民と部下の職員に対する）です。

ＰＣＲ検査を「正しく」使う

――仮に一日で感染者が四百人出たと発表したとして、そのうち何人が無症状で、軽症は何人か、重症の人数はこれだけです、という内訳がわかればもう少し心も落ち着くと思います。そういう細かい数字を出さないですね。

日々発表される数字はＰＣＲ検査の陽性者を感染者とカウントしていますが、ＰＣＲ陽性者のことをどれだけ理解しているのか。陽性者のうち他の人に感染させるほどのウイルスを持った人がどれだけいたのか。そこの数字を出すべきなのに、そういうデータはまったく出してこない。それを見極める検査をしていないんです。

ＰＣＲ検査を大量に行うため検査を機械で自動化しました、なんていっていますが、機械で大量化することでウイルスの量的な情報が得られなくなっているんです。「ＰＣＲ、ＰＣＲ」と念仏のように唱える人たちがいまだに多いのですが、自動化したシステムでは定量情報が得られずきめ細かな患者の病態の解析ができません。ここぞというときには感染の度合いを見るための量的解析データが必要なのです。

ＰＣＲの陽性者をひとまとめに感染者にしてしまい、個々の感染状況の重み付けが全然できていない。そのデータがないから、感染者と認定された人のその先のことを考えるときにも、その時の臨床症状以外に本来とれるはずのウイルス量に関するデータがないということになります。

入院もしくは病院での治療が必要なのか、ホテル療養か自宅待機でいいのか。重要な情報が欠けることになります。

――ＰＣＲ検査を増やせば増やすほど検査の内容は雑になるんですね。

雑になります。「唾液の検査でわかります」と実にお手軽な検査を宣伝している民間業者がありますが、それがどれだけ信頼性の置けるものなのか。行政が実施する検査はまだしっかりしていると思いますが、民間業者は各自が勝手な方法でやっている感があります。これらの検査のクオリティーコントロールは一体どうなっているんでしょう。たとえば唾液のＰＣＲですが、唾液を採取してＰＣＲにかけるまでの時間が長ければ長いだけウイルス遺伝子が酵素の働きで分解されて、あるいは自然分解して少なくなります。

下手をすると、本当は陽性なのに検査の失敗で陰性と判定される人がたくさん出てきたりしかねません。逆に感染していない、あるいは感染が終わっているにもかかわらず陽性判定がなされることもあり得ます。生きているウイルスがほとんどないと推定される低量のウイルスしか検出されない例は、陽性者の中で少なくとも一、二割存在します。また、一方で大きなクラスターが発生し、大勢検査して全員が陽性といった結果が発表されることがありますが、検査する側から見れば通常はそういう可能性は低いんです。検体採取から結果判定までの間のどこかのプロセスで間違いがあったのではないかと疑うことが必要なこともあります。

いまの検査は質が全然問われていない気がします。とにかくシロクロはっきりさせればいい、というような感じです。私たちの立場からすると、あれは怪しいなという検査がたくさんあります。とにかくＰＣＲ検査は人的ミスがつきものなんです。検体の管理にしても、保管する際の並べ替えミスや取り違えなどはないのか。そういうことが本当にどれだけうまくいっているのかよくわかりません。検体を一つでも並べ間違えたら、すべての結果がズレてしまいます。そういうことでさえ心配です。

「いつでも誰でもどこでもＰＣＲ検査ができます。それで社会を安定させます」なんて言っていますが、結果はその検査時のみのことです。またその検査の技術的担保がどれだけあるのかも考えれば、危うさはつねにあります。

第3章

なぜ正しく恐れられないのか

1　「リスク評価」を踏まえた対策を

屋外の見物にリスクはない――「聖火リレー」

――「なぜ正しく恐れられないのか」というテーマでお聞きします。この感染症に一年以上付き合ってきて、様々なことがわかってきたにもかかわらず、いまだに的を外した感染対策が行われていると思います。例えばオリンピックの聖火リレー。屋外で人が集まるとリスクがあるというので、無観客の場で実施したりしています。屋外でそんなにリスクがあるのでしょうか。

リスクがあるのかないのか、物事を一つ一つ科学的に考えていないからでしょう。屋外での聖火リレー見物なんて、「皆さんマスクをして出てきてください」くらいの呼びかけで十分だと思います。

すべてにきめ細かさが大切だと思います。聖火リレーの本当のリスクはどこにあるのか。人が集まるから危ない、というすごく漠然とした根拠で対応しているのではないですか。人が大勢集まっても大丈夫なようにするにはどうしたらいいのか。それが考えられていない気がします。

人が密になるのを警戒しているのだと思いますが、そういった密の状況下こそ屋外であってもマスクをしてもらうのです。マスクをしていれば、たとえ大声を出したとしても人が吐き出すエアロゾルはごくわずかです。そのごくわずかなエアロゾルの中にウイルスが存在する確率は極めて低く、その人が感染者だとしてもウイルスが周囲にいる人に吸われる確率はさらに低いのです。その上、屋外なのだから他人に吸われる前に風に乗ってどこかに飛んでいってしまいます。常識的にはマスクをしていれば感染の恐れはほぼありません。「科学的根拠からすると、みんながマスクさえしてくれれば屋外でのリレー見物にリスクありません」と誰かが言わなければいけません。

様々なイベントがありますが、聖火リレーならばその事象の一つ一つの状況を突き詰めて考えてみたらどうでしょう。そういうことを考慮しないで、人がたくさん集まるイベントはすべてダメだと決めつけて思考停止しています。それぞれの具体例ごとに考えていけば、ダメにならずに済む別のやり方や、ここまでなら大丈夫だという目安があるはずです。むやみに怖がるのではなくて、気持ちを軽くすることができるんです。「ここまでのことはやれますよ」と。

当事者、責任者がリスク評価をせよ

中学校の卒業式を取り上げたテレビ番組がありました。先生たちが「ここまでだったら大丈夫ではないか」ということをいろいろ話し合っていました。生徒たちに校歌もちゃんと歌わせていました。何十分もやるわけでなくたかだか一分間くらい歌うなら大丈夫だろうと。その学校では先生たちがちゃんと考え、議論していました。一方で、どこかの県では教育委員会の通達で、なぜか調理実習をなしにしていました。いったいそこにどれだけの避けがたいリスクを想定しているのか。そういうことを当事者さらには上で指示する者が頭を使って「やれること」を考えていく必要があるんです。もしそういったことをしないのであれば、もしかしたら、子どもたちの将来を真剣に考えていない〝教育者〟かもしれません。

何事にもこういうことをやるとリスクはどれくらいなのか、といったリスク評価が必要です。そしてそのためには正しい知識が必要です。でも、そこの知識が現場あるいはその上、さらにその上のレベルに行き渡っていないというところが一番の問題かもしれません。その大本の責任はどこにあるかというと、たとえば行政で言えば、地方では県に、県は国にといってしまうのです。結局国の言うことをやっていればそれで十分となる。でも、それが正しくないと、おかしな感染対策がいつまでも続くことになるのです。

一方で、もういちど末端の話に戻りますが、本書冒頭でも言いましたが、コロナで亡くなった方の遺体の扱いが一向に改まりません。いまだに遺体から感染すると思われている。政府、厚労省からはとっくに「科学的根拠に基づいて考え方を柔軟にしてよい」という通達を出しているのですが、現場では本当におかしな怖がり方が全然改まっていない。

こうなったら行政がもっと積極的に介入して、非科学的で意味のない感染対策をやめさせるべきです。葬儀業者の団体に乗り込んでいくくらいのことをして、行政指導しなければいけません。それを強く指導できないのはやっぱり自信がないんでしょうね。もし何かあったらどうしてくれるんだ、と言われることを恐れているのか。行政とはその程度のものなのでしょうか。これは葬儀だけの問題ではありません。「ここまでは大丈夫です」と自信をもって話せる人間が必要です。

自治体の首長がそうだと話が早いんですがね。「自分が責任とるからここまではやれる、ここからはやめておく」と言ってくれればいいんです。でも、残念ながら知事は素人です。その素人である知事に対して的確に説明できる人間がいないのが問題なのです。まったくいないか、そういう人材をまじめに求めようとしていないか、あるいは近くにいる〝専門家〟が問題意識あるいは問題解決意識に欠けているのか。あるいは素人のことばに毛が生えたようなことしか言えないくらいの〝専門家〟でしかないのかもしれません。

座席・テーブルのアルコール消毒は過大

——この感染症を一年以上経験して、もっともリスクがあるのは飲食の場で、そこでのエアロゾル感染・空気感染が原因であることがはっきりわかってきました。そ

れなのに、まだ感染の実態がよくわかっていなかった二〇二〇年春と同様の接触感染対策が続けられています。例えば映画館や劇場での座席の頻繁なアルコール消毒などです。どうしてなのでしょうか。

勉強不足、情報分析不足の結果です。一年前のイメージをいまだに引きずっています。CDCも接触感染対策をやることは止めないけれども、それほど有効でもないという見解を出しています。アルコールで消毒することはないと。水拭きで十分だと。せいぜいせっけん拭きでいいということも。

世界はすでにそっちの方向に動いているにもかかわらず、依然としてそういう最新の情報を政府やテレビの〝専門家〟は紹介しませんね。知らないのかもしれない。いや、そんなことはないはずです。それまでくだらない理由で空気感染を否定して手洗いばかり言っていたのに、変わり身が早いというか臆面もなくエアロゾル感染を強調するような人も出てきていて、そういった人たちは接触感染の重要性はあまり言わなくなってきています。メディアもそうです。

でも、「それまで私たちは間違っていました。ごめんなさい」といった反省はまったくありません。一般国民の中にも、うすうすわかってきている人たちも出てきているので、何ごともなかったようにそれに合わせようとしているかのようです。

飲食の場での感染は、どう考えたってウイルスに汚染されたテーブルに触れたからではないでしょう。素人でも感覚的にわかりますよ。それでも過度にそれに固執する〝専門家〟もまだいて、それに影響されてアルコールで一生懸命テーブルを拭いている飲食店の人たちは気の毒です。

前にも言いましたが、CDCは、ウイルスは物質上ではある程度の期間生き続けるけれども、それは実験上でのことで、実際の生活環境ではそれほど大量のウイルスはいないし、生存し続けることもないとしています。世界の超一流の科学雑誌とされる『ネイチャー』誌も同じような見解を示しています。もし、テーブルの上にウイルスがいたとしても、せっけん水に浸したふきんで拭けば十分です。それも頻繁にやる必要ありません。そういう指導になってきています。

なぜ「接触感染」重視が残っているのか？

ただ、海外の国々がすべからく新しい感染対策をやっているかというと、そうでもないようで、そこは問題です。日本と同じように接触感染対策から空気感染対策にシフトできていない国もあります。それにはWHOのこの件に関する腰の重さの問題があります。日本はそれらと肩を並べる、まだ古い接触感染対策を引きずっている国の一つということです。

接触感染対策によって利益を受ける人たちや業界がありますからね。ホームセンターなどでは接触感染対策の商品がずらっと並んでいます。アルコール消毒液はもちろん、「ウイルスを九九%除去」などとすごく大きな広告表示の商品が売られています。これは一種の過熱した商品競争ですね。その業界と関係が深い人たちが、感染管理のオピニオン・リーダー的な地位にあって、接触感染の脅威をいつまでも垂れ流しているのでは、という穿った見方をする向きもあります。私も、そういった人たちは利益相反をはっきりと公表してから、物を言うべきだと思っているひとりです。

——必須のキーワードのように「九九・九九%ウイルスを除去します」という宣伝文句が使われています。クリーニング店でも「ウイルスブロック加工」とか。こういうことは実証されているのですか。

広告には、何とかという機関で調べていると書いていますが、具体的にどんな実験をしてどんなデータが得られたのか書いたものを見たことがありません。そもそも物の表面や一般の人たちの衣服にウイルスはいません。情けないのは〝専門家〟たちがそういう商法はおかしいと言わないことです。逆に、外出すると衣服にウイルスがたくさんつくなどとそれに加担するような脅しをくり返す人やそういう宣伝に自ら登場する人もいて、あきれ果てています。

この感染状況をビジネスチャンスと思っている企業や〝専門家〟もいるでしょう。そんな人たちを相手にして、本気で「こんなことはおかしい」と言っても、結局聞く耳を持たないというか、知らんぷりを決め込まれるだけかもしれません。単なる詐欺みたいなもので、購入者のポケットから何がしかのお金が出ていくだけだから、大した実害がなければいいか、というあきらめの境地になりかけることもあります。でも、一定濃度でからだに有害な薬剤のようなものを空気中に散布する、あるいは蒸散する商品は考えものです。そういうものを子どもがいる場でつかうべきではありません。そんな問題だらけ、相手が多すぎて大変だとは思いますが、消費者保護のために働く方々にぜひ頑張ってもらいたいと思います。

郵便はがき

料金受取人払郵便

牛込局承認

7587

差出有効期間
令和5年3月
31日まで

162-8790

東京都新宿区
早稲田鶴巻町五二三番地

(受取人)

株式会社 藤原書店 行

ご購入ありがとうございました。このカードは小社の今後の刊行計画および新刊等のご案内の資料といたします。ご記入のうえ、ご投函ください。

お名前	年齢
ご住所 〒 TEL E-mail	
ご職業（または学校・学年、できるだけくわしくお書き下さい）	
所属グループ・団体名	連絡先
本書をお買い求めの書店 市区 郡町 書店	■新刊案内のご希望 □ある □ない ■図書目録のご希望 □ある □ない ■小社主催の催し物案内のご希望 □ある □ない

読者カード

本書のご感想および今後の出版へのご意見・ご希望など、お書きください。
（小社PR誌『機』「読者の声」欄及びホームページに掲載させて戴く場合もございます。）

本書をお求めの動機。広告・書評には新聞・雑誌名もお書き添えください。
店頭でみて　□広告　　　□書評・紹介記事　　　□その他
小社の案内で　（　　　）　（　　　）　（　　　）

ご購読の新聞・雑誌名

小社の出版案内を送って欲しい友人・知人のお名前・ご住所

ご住所 〒

購入申込書（小社刊行物のご注文にご利用ください。その際書店名を必ずご記入ください。）

書名	冊	書名	冊
書名	冊	書名	冊

指定書店名　　　住所

都道府県　　　市区郡町

2　リスクコミュニケーションの必要性

「変異ウイルス」報道に見る最悪のリスクコミュニケーション

――経験や状況を的確に把握、理解して、ピンポイントで対策を講じていくことは本当に難しいと思います。

私は「リスクコミュニケーション」をキーワードにしてもいいと思っているんです。これまでリスクコミュニケーションの失敗がたくさんあったと思います。政府や自治体の発表の仕方などを一つ一つ例に挙げて、リスクコミュニケーションの観点から考えてみたらいいかもしれません。

最悪のリスクコミュニケーションだと思うのは、前にもずいぶんと説明しましたが、ウイルスの変異株に関する情報発信です。完全なミスです。実害が出ていないのに、さも実害が出ているように、これから実害が起こるかのように伝えています。被害が出ていないものを実害が起こる「可能性」に重きを置き過ぎて、必要のない情報を発信しています。

まだどのような害を及ぼすかわかっていない変異株について安易に発表したら、不安だけが独り歩きしていきます。その弊害や社会に引き起こす「副反応」を考えないで、出てきた情報を精査せずにそのまま世の中に放出しています。わかっていることを全部明らかにしなかったことであとで自分たちが批判されるのを恐れているかのようです。情報を全部出さないと「隠蔽」と言われるからでしょうか。発表しなかったり、発表が遅れたりすると「隠蔽」という言葉でののしる報道をするメディアが不必要なプレッシャーを行政に与えていると言えるのかもしれません。

前にも言いましたが、イギリスで流行した変異株は感染力が従来株の一・七倍という数字が独り歩きしています。研究によっては一・三倍から一・七倍まで幅があります。たとえば子どもの感染が多くみられるようになったのを見て、変異のせいで子どもも感染しやすくなったという人もいますが、それについては異論もあります。変異が子どもの流行の原因か結果かはわからず、本来は両論併記しなくてはならないのです。

ウイルス表面のスパイク蛋白とそれを受け容れるヒトの細胞のレセプターとの結合性が強くなっていて感染力が強まっているというと、もっともらしく聞こえますが、実はそこの説明に論理の飛躍があります。実験ではレセプターへの結合性の上昇が大流行の原因になっているかどうか必ずしもわからないんです。にもかかわらず、あたかもそれと流行拡大が同義であるかのような話が流布しています。

最初にイギリス型の変異株が出てきましたが、イギリスですごく広がったものの、結局、この変異株も一時の勢いはもうなくなってきているんですよ。もし、これが本当に広がりやすかったら、もっと広がっているはずです。ワクチン接種が始まる前から下火になりかけていたんです。

あと、イギリス型とか南アフリカ型とか外国から日本にやってきたと脅されると、普通の人は何だかすごく怖いものがやってきたように思ってしまいます。すると、なんで水際で食い止めなかったのか、とまたマスコミと一緒になってネットで騒ぐ人たちも出てきます。でも、本当にすべての変異株が外国から入ってきたという証拠はない。入国時に見つかる例はあって当然だけど、日本の中でイギリスで起きた変異の一部と同じ変異を持つウイルスが出てくることだって十分考えられます。ウイルス屋に言わせてもらえば、ウイルスが増殖すれば、変異株ウイルスは一定の頻度で生じるものです。詳しい説明はしませんが、変異の発生メカニズム上、世界各地で流行中のウイルスで、部分的に同じような変異が生じることもありえるんです。

南アフリカ型変異株やブラジル型変異株はワクチンの効き目が低下するのではないかと恐れられていますが、それはウイルスの表面のスパイク蛋白にイギリス株の変異のほかにもう一カ所あるいは複数箇所の変異が合わさった変異を持つウイルスなんです。仙台で三月の流行で見つかったウイルスの大半が変異ウイルスだと騒がれましたが、それは後者の中の一つの単独変異しか持たないウイルスでした。それだとワクチンに対する差はほとんど出てこない。厚労省もそんなに警戒の必要のない部類と判断していた変異でした。それなのに「ワクチンが効かない可能性がある」と誰かが大手テレビ局の放送で言っちゃったから大騒ぎになってしまいました。あまり意味のない類の単独変異だから、私たちウイルスの専門家は黙っていたわけです。こういうことを発表しても弊害があるだけですから。そういうデータであることは本当の専門家はわかっているんです。二〇二一年二月からわかっていました。

「変異株」の発表にメリットはなかった

何でそんな早まったことをするのか。他人に先駆けて話してテレビ局の人たちに「さすが専門家」と思われたいのか。テレビに出る前に、これを言って良いかどうか本当の専門家に助言を求めるべきだったのに、それもしなかった。それはもしかしたら、周りから専門家と持ち上げられて自分が本当の専門家であると勘違いしているからかもしれない。それを専門家の話として聞かされ、脅される側は、いい面の皮です。

実際、仙台で三月に感染が拡大したのは変異だけが要因ではなかった。結果からそのように見えるだけでした。起きていることが原因なのか結果なのかをちゃんと考えなくてはいけません。行政も行政で、そこを考えないで、「変異株が出てきた、これは大変だ」という素人発言を信じて公に発表してしまった。

変異の何たるかを知る本当の専門家たちは、ただ騒ぎになるだけで何のメリットもないので、発表しないでおこうと思っていたんです。けれども、後先考えない〝専門家〟がテレビで先走ってこれはちょっと危ないですよ、なんて言ってしまう。危険だという証拠はまだないのに、危なくなる可能性があります、と言っちゃった。するとテレビでは、可能性があるっていうことは、イコール起きるということになってしまう。よほどうまい言い方をしないとそうなります。

そして安易な発表を控えていたことが、「隠していた」ということになってしまう。二月の時点でわかっていたのになぜ発表しなかったんだと行政が責められるわけです。議会で「隠蔽だ」という政局話になってしまう。そうなると、そのあとは推して知るべし。メディアに変異株ウイルスが見つかるたびに報告し、それによって一般市民が脅される。

新たな事象が発生すれば、専門家が一つ一つのデータを見て、これは警戒すべき現象か、そうではないのかを判断するのはあたりまえのことですよ。でも、その専門家の裁量もなく新たに起きたことはすべて発表しろ、ということになると収拾がつかなくなります。ウイルスの変異なんてインフルエンザではごくふつうにあることです。ある変異株ウイルスが出て、それがどんどん広がっていって、いずれ一つの株が主流になっていく、そしてそこからさらに新しい変異を持ったウイルスが出てくるのが自然の流れです。

それを変異ウイルスが見つかるごとに、あるいはわざわざ探し出して発表しろ、などということはこれまでなかったことです。かなりの実害があるのなら発表すべきでしょう。でも「実害が起きる可能性」のレベルで発表すれば、それこそが害です。変異は学問的には面白いかもしれないけれども、一般の人には関係のないことです。

リスクコミュニケーションの戦略が必要

実際私のところであった話ですが、市内で変異株が見つかったことを知らされた市長が記者会見まで開いて、衛生研究所に新たに特別な機器を二台買い与え、これからは見つかったウイルスを全部調べさせる、とテレビカメラの前で大見えを切りました。市長のパフォーマンスとしては結構ですが、それで何が起きるかというと、ただでさえ忙しくて手いっぱいの研究所で、そのために専任の職員が必要になってしまいます。マンパワーが全然足りなくなる。そこがまったくわかっていない。あたかも、調べさせること＝リーダーシップとばかり、変異株を「調べろ、調べろ」と大騒ぎです。実害があるかどうかわからないものを。しかも、その機器は購入費七千万円、ウイルスを調べるのに一件で十数万円かかるという代物です。それらにかかるお金は私たちの税金です。ほとんど意味のないことに、私たちの税金が使われるのです。もう市に税金を払うのがいやになります。

こういうことをやっていると、実益がないだけでなく深刻な影響が出てきます。「変異株は感染力が強い」という本当は不確実なことが、あるいはあったとしても大したことのない程度の話が、あたかも身に迫る危機のような話として広がっていきます。するとまた感染者への過剰な警戒、差別が生まれ、変異株に感染した患者の受け入れを断る病院も出てきます。昨年、感染が始まって半年ころまではＰＣＲ検査で二日連続で二回陰性にならないと退院できない決まりだったので、病院のベッドがなかなか空かずに大変でした。そこで、発症して回復してからある程度の日数が過ぎたらＰＣＲ検査なしで退院させるように規則が変更されました。それなのに、現場レベルでは、この変異株騒ぎで「二回陰性」という条件がまた復活してしまいました。そのため一時病院のベッド数のひっ迫が深刻になりました。

変異株について安易な発表をすると、人々はこういうふうに受け止め、こんな行動をとり、医療機関はこんな事態になる、と想像力を働かせれば、変異株についておいそれと発表できないはずです。発表するにしても、説明をできるだけ丁寧にわかりやすく慎重にすべきです。まだ騒ぐ段階ではないと釘をさすべきなのに、自治体と〝専門家〟が火を付けて回っているようなものです。

国も大慌てじゃないですか。仙台で最初に確認できた変異はそれほど注目すべきものと思っていなかったでしょうから。けれども、発表したので、マスコミが大騒ぎしてしまった。ウイルスの変異に関して素人で、変異の何たるかもわからない人たちが騒ぎ出したんです。昔からインフルエンザを研究しているウイルス学者は違和感を持っていて、まだまだ懐疑的なのですが、世の中、「変異、変異」で恐慌状態です。変異株がいろいろな面で方便に使われている気がします。ロックダウンまではいかないにしても、まん延防止等重点措置や緊急事態宣言発動のための大きな根拠になっている感じです。変異の報道がすごく大きな影響を及ぼしているんです。

リスクコミュニケーションは戦略的に考えることが必要です。「こういう発表をしたらこういうことが起きる」ということを事前に想定して、発表の仕方を考えないといけません。いろんな方面に対する情報伝達に際しては、リスクコミュニケーションの専門家を配置して、作戦を立てながらやっていくべきです。

何でもかんでも出てきたものをそのまま外に放り投げることが情報公開なのでしょうか。その分野の専門家がきちんと内容を見て、取捨選択をして外に出すべきではないでしょうか。

「正しく恐れる」ための情報公開

われわれは情報公開に何を求めているのでしょう。理解できないけれども、とにかく何でもいいからデータはあるだけ全部出してほしいのか、それとも専門分野の人間の評価を通した上で自分たちに理解しやすい形に整えられた情報がほしいのか。そこが問われているのではないですか（もちろん生データは、のちの検証のために廃棄せず残しておくことは当然ですが）。

隠蔽と批判されるのを恐れる人たちは、そこをすっ飛ばしてとにかく情報はすべて出した方が無難だという心理になっています。それによる弊害をまったく考えずに、情報さえ出しておけば批判から免れると思っているようです。隠蔽といわれるくらいなら、あと先考えずに出しておこうと。その方が無責任とは思わないのでしょうか。でも、そうした思慮の足りない情報の出し方が「正しく恐れる」ことを妨げているのではないかと思います。

では「正しく恐れる」とは何でしょう。「幽霊の正体見たり枯れ尾花」という言葉がありますが、幽霊を恐れるな、実体を直視せよということです。いま社会は幽霊を極度に怖がり、実体を見ていないように思えます。その根本的原因は何でしょうか。やはり、さきほどから述べているようにリスクコミュニケーションのまずさにもどってきます。堂々巡りです。今、メディアも政治家も、新しい言葉を覚えたての子どものように変異株を言い立てています。変異によって何らかの不都合が生じる「可能性」は確かにあります。しかし、現時点で取り立てて大騒ぎし、連日その脅威を喧伝する必要があるのか、はなはだ疑問です。過剰な報道の結果として、例えば過剰な隔離の復活、患者の受け入れの躊躇など様々な不都合が、現実に生じています。

情報発信は、その結果を予測して、情報の受け手にどう捉えられ、どのような行動をもたらすかまで考え抜いてなされるべきです。生の情報は山ほどありますが、それらをそのまま流すのが受け手にとって最善なのか。ある程度取捨選択して、さらにわかりやすくかみ砕いて発信するのがよいのか。

私たち人間が食べるものは素材そのものではありません。釣った魚をそのまま目の前に出されて「はいどうぞ」と言われても困ります。誰かが調理してはじめて食べられるのです。それと同じで、情報の山から必要なものを選択し、それを適切に料理して受け手に渡すべきだと思います。問題は料理人による調理です。食べる人にあわせ、食べられる部分だけを食べられる「量」と「消化の良さ」を考え料理します。あとは最低限食中毒を起こさないようにせねばなりません。

——福島の原発事故でも同じことが起きていました。情報をすべて出さないと隠蔽だと言われる。しかし、不用意に出し過ぎるとパニックを誘発する。変異ウイルスと聞くと、一般の人はかなりおどろおどろしい印象を受けるのではないでしょうか。

感染者数を毎日報じて、株価の上がり下がりみたいにグラフを見せている。これもひどいリスクコミュニケーションだと思います。わざと人々を脅して行動変容に導く意図なのか。行動変容のためにそんな脅し話を持ち出さねばならないというのは、国民のことを、そうでもしない限りどうしようもない連中だと信用していないことの裏返しでしょうか。あるいは、意図しないでやっているとしたら愚かなことだと思います。

「インパクトの強い情報」の功罪

――二〇二一年の春先から大阪の感染者数が急激に上がりました。東京は横ばいか微増で推移しました。大阪の増え方を変異ウイルスと結び付けて言う人がいますが、どうなんでしょうか。

その前にひとつ、仙台での話をさせて下さい。仙台では、最初に騒がれた単独変異（一三一頁参照）だけではなくその後イギリス型と呼ばれる変異を持った株が出現し、調べた株の九割近くが、この株で占められることになりました。その時、市長が記者会見で、「この変異株は感染性が従来の一・九倍もあり、このままいくと患者数が一五倍にも跳ね上がる」と、またやってしまいました。これを市長に吹き込んだのが誰なのかわかりませんが、現実は逆で、この変異株が出てきたころから感染者報告数は減少傾向にあり、とうとう、以前のレベルにまで落ちてきていて、まったく「予想」と逆になっています。これはイギリスでの動き（一二九頁参照）に似ています。東京も大阪も早晩そうなっていくでしょう。

最終的に感染増加が変異株と結び付く場合もあるかもしれませんが、たとえ結び付いたからといって大きな問題だとは思えません。大騒ぎしたい向きは、このままだと感染爆発するのでロックダウンのような強権的な方向にもっていこうとでもしているのでしょうか？　それが本当に原因なのか結果なのかは、もう少し時間が経過しないとわからないはずです。感染が拡大した時期のウイルスがたまたまその変異株だったのか、その変異株ゆえに感染が拡大したのか。それはすぐには判定できません。感染が広がったので変異株も増えた。私は、感覚的には、結果から見ているだけのような気がします。

――急激な右肩上がりのグラフを見せられて、これは変異株の影響だと言われると、

一般の人は恐れおののきます。

変異株の影響である可能性は否定しません。しかし、繰り返しますが、現段階ではわからないということです。たとえ変異株のために感染が広がっていることがわかったとして、そのためにすべてが立ち行かなくなるようなことはおかしいということです。何度も言わせてください。変異があろうがなかろうが、私たちがやること、やれることは変わりません。変異株を恐れ過ぎると本当に重要である医療現場が立ち行かなくなる可能性があります。

先ほど述べたように、変異株の患者は受け入れないという病院が出てきています。「そんなに感染力が強いウイルスの患者はとてもうちの病院では引き受けられません」と。大流行時に市民に医療へのバックアップを訴える、それは結構ですが、それにわざわざ変異の話を絡める必要はないのです。

――毎日テレビで見せられる感染者数の推移のグラフはスーパーコンピューターのシミュレーションと同じで、視覚に強く訴えて理解はしやすいですね。しかし、イ

ンパクトが強いからこそ丁寧な説明も添えてほしいと思います。

脅すのは一番簡単な方法です。でも、脅しだけでは実体のない幽霊に対するような恐怖をあおるだけであり、「正しく恐れる」ことにつながりません。科学的で正確かつ情報の受け手への影響を考えた説明を考えなくてはいけない。そこがリスクコミュニケーションなんです。たとえばグラフを見せるなら、治っていった人たちのグラフも並べて見せてほしい。累計で語るのもやめてほしい。患者数にずっと遅れて現れてくる死者数を、まるでその日に罹ってすぐに亡くなったように錯覚させるような見せ方はしないでほしいです。

きょうの結果は一〜二週間前の結果です。その意味では一週間単位で見ていくのが正しいのです。日々の人数の差で一喜一憂してもしかたありません。毎日リアルタイムではなく週単位の一週前の振り返り的発表でいいじゃないですか。

――シミュレーション画像やグラフなどのビジュアルなツールは、ある意味、脅す

のには最適なツールですね。だから、発表する側も報道するメディアも、人々が誤解したり、パニックに陥らないよう丁寧に伝えなければならないと思います。

情報のわかりやすい提供という意味では認めますが、問題はその使い道です。それを示す側のメディアが何も考えず機械的に報道している、あるいはむしろパニックになっているだけではないですか。

強毒化について

――メディアの人間のほとんどは一般の方々と同様、ウイルスや感染症については素人です。それは仕方ないにしても、国民に正確な情報を伝える責任がありますから、必死に勉強しないといけません。でも、勉強している人は案外少ない。私は西村先生からいろいろ話を聞いていて、スペイン・インフルエンザの歴史も少しかじったことがあるので、ウイルスの変異は弱毒化に向かうというイメージがあります。記者仲間に「過度に恐れることはないのでは?」と話すと皆「え〜っ!」と驚くんです。

変異は恐ろしい、強毒化すると思い込んでいる人がかなり多い。

詳しく説明しますと、変異というのは最終的にどちらの方向に収まっていくかというと、毒性が軽い方に行くんですよ。ただ、そこに至るまでは毒性が高くなったり低くなったりのブレはあります。ただそんなに極端なブレではありません。年単位の長い時間をかけて徐々に弱毒化に収束していきます。なのに、メディアの報道は逆です。とにかく悪い方向に、どんどん強毒化していく方向に、しかも感染力が強まっていく方向に話をもっていきがちです（本当は毒性と感染力は相いれないのがふつうです）。その方がセンセーショナルで注目をひきやすいからでしょうか。

こういう考え方も大事なので知っておいてほしいのですが、たとえば目の前で起きている重症者の増加が、今見ている変異のせいではなく、隠れている別の理由によることだってある。変異はなくとも流行が爆発的な時期には、重症者はそれなりに増えます。その重症化の理由について安易に変異を犯人にしてしまうと、真実が見つけにくくなってしまうことだってあります。

たしかにウイルスの歴史の中の一局面で、一つの変異がウイルスをある動物に対し致死的なものに変えることはありました。それは否定しません。インフルエンザでも鳥インフルエンザの世界でスパイク蛋白上の一つのアミノ酸の変異で強毒化した例がありますから、そういうことが起きないということではありません。でも、現在の新型コロナの変異株で死亡率がものすごく跳ね上がっているわけではないのです。確かに感染者は増えていますが。

これは変異が起きてから一年くらい経って詳しく解析してみないとわからないんですよ。いたずらに恐れても仕方がない。やることは決まっているんです。われわれが持っている手段、武器は限られているのですから。やるべきことを粛々とやっていくしかありません。どんな敵が来ようとも戦い方は同じです。変異種が出たからといって、特別な戦い方があるわけではないんです。

関西で増えている変異株はイギリス型なので、ワクチンはちゃんと効きます。

全然問題ない。「変異ウイルスが広がっているから外を出歩くことはやめましょう」と言う知事がいますね。どこまで冷静に話しているのでしょうか。変異株だから感染性が高く戸外でも感染するといった、これまたおかしなことを言い出す〝専門家〟に毒されて。大事なのは変異株の問題ではなく、行動様式の問題です。「出歩く」→「人と人が接触する」→「変異株だから簡単に感染する」→「変異株だから重症化する」と極めて短絡的に考えているのか、あるいは住民を信じていないのか。知事がパニックになっているのではないですか。

前にも言いましたが、知事に対して理性的に説明できる資質を持ったブレーンになる人間がいないのでしょうか。「変異が問題の本質ではありません。問題は医療資源の切迫です」とさとされたら、もう少し落ち着いた対応ができたかもしれません。「パニックにならないで、ここは冷静になりましょう」と知事を諌められる人材がいないのでしょう。

医療が切迫しているということだけでも大変なのに、それに輪をかけて、変異株は恐ろしい、大変だと騒いでいたら、一般住民の新型コロナへの向き合い方、医療現場の人たちの士気はどうなるのでしょうか。

「夜の街」に対する過剰な敵視

――恐怖もうまく使えば、人々の行動を適切な方向に持っていくために有効だとは思います。しかし、一度恐怖がまん延すると、コントロールするのが非常に難しい。例えば、会食イコール悪のような受け止め方がなされています。テレビは連日のように「夜の街」で飲食している人たちの映像を流して、「非国民狩り」のようです。恐怖が行き過ぎておかしな空気になっているような気がします。

会食後に感染が明らかになったとしても、その会食の場で感染したという明らかな証明は非常に難しいはずです。会食の場に行く際に乗ったバスのなかで感染した可能性もあります。会食の場に行くという行為が感染を引き起こしたとは言えるでしょうけれども。ほとんどの場合会食の「場」で感染しましたという証明はなくて推測なんです。たしかに中には、その場での感染しか考えられないような事例はありますが。

会食はダメとか、マスク会食をしなくてはいけないとか、何かおかしいと思います。「会食はしてかまわない。ただし、大声をたてるようなことは慎み、話すときはささやく程度、静かに気を使ってやりましょう」でいいと思います（そういう意味では、私たちにも、ささやきが聞こえないような騒がしい飲食店は避けるような知恵が必要ですし、飲食店でもそういった店づくりをしてほしいです）。あとは「会食する場所では換気などには大いに気をつけましょう」ということですよ。

そう注意喚起しても、ほとんどの飲食店では「なんちゃって対策」のようなこと、あるいは誤った指導にのっとった自己満足的な対策しかできていません。対策認証制などというのも最近見かけますが、中身は突っ込みどころ満載です。申し訳程度の小さなアクリル板の仕切りやアルコールでの机拭き、店員のフェイスシールドなど。それらが感染防止の役に立っていないと、本当のことがきちんと教えられていません。対策の本筋がなされていないから、認証を受けていながらクラスターが生じることもあるでしょう。そして、それが報道されたら、その結果、また飲食の場が過剰に危険視されているのではないでしょうか。

「マスク警察」とフェイスシールド、マウスガード

――間違った対策、いわゆる「なんちゃって対策」ですが、対策の理解の仕方の齟齬が新たなトラブルを引き起こすこともあります。例えばマスクの付け方です。マスクがずれて鼻がちょっと出ているというだけで、電車のなかで乗客同士のトラブルになったという話があります。

そんなことを問題にしてトラブルが起きるのですか？

――ええ、あったようです。マスクから鼻が出ていた人に対して、感染対策がなっ

ていない、周囲に迷惑をかけていると注意した人がいたようです。

でも、マスクから鼻を出しているというのは、周りに害を与えているわけではなくて、その人自身が感染するリスクを高めているだけですけどね。マスクで口を覆えばたとえ咳をしたとしても飛沫が飛散するのを抑えてくれますし、ただ息をしているだけなら鼻から出るエアロゾルの量は極めて少ないので、神経質になる必要はありません。感染を広げることについては、きちんとしたマスクをしているのであれば十分抑えられます。むしろ、一見きちんとつけているように見えても、ウレタンマスク（正式にはポリウレタン製マスク一枚）のような低機能のものをつけている人の方が問題です。

――そこが理解されておらず、マスクからちょっと鼻が出ているだけで、人に迷惑を掛けているとみなされているんです。

それならマウスガードやフェイスシールドの方が、よほど迷惑ですよ。テレビでタレントなどが堂々とやっていますね。ノーガードも同然です。もし感染者だったら大迷惑です。国会でもマウスガードで演説した自民党の議員がいましたね。マスク着用を申し合わせているのに。ひどい話です。その場の問題だけでなく、それでいいんだという国民への誤ったメッセージになります。

――フェイスシールドも一向になくなりませんね。

フェイスシールドはどんな時に防御として役立つか。まずは考えてみることから始めましょう。戸外で使っている人もいるし、レストランでも使っていたりします。それは医療現場をまねている面もあります。フェイスシールドは、もともと、目に見えるような大きな水滴が顔にかかるのを防ぐためのものです。目の前の患者さんが咳やくしゃみをしたとき、ウイルスを含む大きな水滴状の飛沫が目に入るのを防ぎます。その一発目は防ぎますが、それとともに出て空中に浮遊する小さな飛沫、すなわちエアロゾルの吸い込みは防げません。むしろ中に巻き込んでしまえば吸い込みのリスクは高くなるので、ぴったりとしたマスクとともに使うものです。医療現場での使い方をうわべだけまねても、マスクをきちっとつけていなければ、吸い込みのリスクはそのままか、むしろ高くなるのです。一方で、これを装着することによる他人に対する感染リスクに関していえば、すぐに落下するような水滴状の飛沫は止めますが、それはもともと感染にはあまり関与しないものです。感染に働くのは、それよりずっと小さく空中を浮遊するエアロゾルとなった小さな飛沫であって、それがまわりに出ることは防げません。そこがマスクとの大きな違いです。

しかし、どうしても口元をみせないといけない人もいます。例えば手話をする人。マスクをすると表情がわからないわけでしょう。手話は手だけではなくて、口の動きや表情で意味を伝達することもあります。そういう意味でマスクを使えない人もいるのです。それをどうしても必要とする人とそうではない人を区別しなくてはいけません。

また、小さな子どもたちを相手にする人は、顔の表情を見せないと子どもたちが怖がるから、見せるような形にしないといけない。そういう立場の人たちがフェイスシールドやマウスガードを使いたい気持ちはよくわかります。でも、私はそういう場合はそもそも何も要らないと思うんです。マスクなしでもいいんです。「マウスガードをしています」というアリバイ的なことを何か免罪符のようなものにしてしまって、万が一自分が感染者だったときにまわりに迷惑をかけないための本気の工夫を怠るようなことがあれば、むしろ害です。「私たちはこういう職業だから、たとえば子どもと接する前には必ずイソジンうがいをするとか、他の方法で感染対策に万全を尽くした上でマスクなしで仕事をしています」と、他にやれる工夫を十分にした上で堂々としていればいいと思います。

とにかく何か「やっているふり」をするのはよくないと思います。マスクを取らざるを得ない人はたくさんいます。マスク過敏症の人もいるでしょう。そういう人たちが生きづらい社会は不健全です。認識バッジのようなものを着けて、「私はこうです」と理解を求めてもいいと思います。

マスクをしていない人が皆ウイルスを出しているわけではないのです。マスクができない人が、酒を飲んで大騒ぎするようなことはせずに、おとなしく日常生活を過ごしているのであれば何の問題もありません。そこをもっと広めるべきです。オール・オア・ナッシングではありません。

会食の人数制限

――「五人以上の会食はやめてください」というと、五人と四人とではどんな差があるのかと思います。どこかで線引きをしなければならないということですか。

「えいやっ」とやっただけの話でしょう。誰かがどこかで線を引かなくてはいけません。飲食店のテーブル席は五人席より四人席が主流だからそうしたまでなのでしょう。

――メッセージの出し方が難しいと思うのは、四人までだったらどんどんやってい

いと受け取られることです。午後八時までだったらどんな酒の飲み方をしてもいいんだと思われたら意味がありません。

そこは工夫ですね。四人までは認めるけれども、換気など感染対策に気をつけて、おとなしくやってくださいと説明を添える必要があります。どんちゃん騒ぎはやめましょう、静かにやっている分にはOKですと。マスクを付けたり取ったりしながら食事する必要はない、という説明をすればいいんです。それでもどうしても大騒ぎしたければ「マスク会食」は必須というふうになってしまいます。

普通におとなしく、できればささやく程度の会話で会食することは全然問題ありません。リスクはそんなに高くないんです。オール・オア・ナッシングで考えるのではなく、リスクとその確率を明らかにすることです。それぞれの行為のリスクは高いのか、低めなのか。そこを考えればいいことです。

問題の核心は医療体制

――日々のニュースについてもう一度お聞きします。毎日「きょうは東京で〇人」と数字が出て、皆恐れながらニュースを見ています。ただ、東京は人口が千三百万人以上で、一日の感染者が千数百人というレベルになっても、率としてはかなり低いですね。これをどうご覧になりますか。

高い低いは比べるものが必要ですが、まあ低いと言っていいですよ。欧米などとグラフ上で比べたら、日本はまだ地を這うようなものでしょう。あるいはこれまでのインフルエンザと比べてみても歴然です。パニックになっているのは医療体制の部分だけです。一言で言えば医療資源の絶対量と分配の問題。冷静にみれば、増えている患者に対応できる施設と医療従事者が足りないだけです。

「足りないだけ」と簡単に言ってしまいましたが、この問題はそんなに簡単な話じゃない。そこを足りるようにすることが非常に難しいのです。医療体制の充実をどうにかしてもっとうまくやっていくしかないです。すぐには解決しないので、当分我慢を続けるしかない。それがなかなかうまくいかないのでパニック気味に、社会の感染数を減らせばいいということになっています。そして「連休中みんな家にこもっていろ」と。でも、今の低いレベルから本当にゼロ近くまで下げるためには、相当の努力が必要で、たぶんまたゼロリスクを求めるようなことになっていき、それはそれで弊害は大きくなると思います。

五百人の感染者が出たとしても、それぞれの感染者が完全に分散しているわけではないでしょう。どこかでクラスターができているはずです。五百人がまんべんなく東京の各地にちらばっているわけではなく、例えば新宿の歌舞伎町がそうだったように、どこかに「塊」として感染者群があるんです。

そういう塊がそこここにある。だから感染者の分散率は五百人がバラバラに散らばっているのではなく、百とか二百の塊が分散しているのだと思います。その群の輪のなかに入ると感染の率が高くなって怖いのですが、そこから離れた地域では感染の確率はきわめて低くなります。

一人が感染し、その人の家族が三、四人程度家庭内感染するとします。東京で五百人出た感染者のなかで家庭内感染が百件あったとすれば、四百人程度は家庭内感染ということになります。市中で感染したのは百人ほどです（それも、その中には先に述べた特殊なフォーカスになるような場所での感染も含まれる）。二十三区で百人なら一つの区で平均五人以下です。普通の生活をしていて感染する確率はどれほどのものでしょう（ただし、職場のような日常的集団にスーパー・スプレッダー的感染者が入ったような場合は、運が悪いとしか言いようがありませんが、確率は上がります）。

メディアも及び腰

――人口千三百万人のうちの感染者数を冷静に見れば落ち着くと思うのですが、メディアは「大したことはない」とはなかなか言えない事情があります。専門の担当記者が「それほど恐れる必要はない」という情報を発信しようとしても、上層部から「そういう方向で報道しないように」と圧力がかかることもあるようです。悪い結果が出れば報道が批判されます。だから「危ないです、気を付けてください」という報道の方が上層部は安心するんです。

安心するというのは、報道の責任が問われないからということですか？

――まあ、そういう面もあります。

一番の興味は、記者たちが的確に状況をとらえているかです。これは、ある意味で記者としての分析能力の問題です。それでわかっていないのであれば、それはまたある意味、許せます。一方で、わかっていながら上司、あるいは政治の圧力に抵抗しない、何かに忖度しているようであれば別です。

「あんたが大丈夫だといったから安心してたのに、こんなになったじゃないか」と言われたくないのか、あるいは、世間と逆のことを言うことへの漠然とした不安に負けるのでしょうか。自分の判断で正しいと思ったものを正しい、間違っていると思ったことを間違っていると、世間に対して言うのがジャーナリストだと思っていました。それで命が狙われるような国ではない日本で、後出しジャンケンで非難されるのを恐れて、自分が正しいと思ったことを曲げて伝える、なんていう記者はいないと思いたいです。

――第一線で取材している専門の記者はもちろん正しいと思ったことを貫こうとしていると思いますが……。

「危ないです」「大丈夫です」と言うときの言葉の選び方だと思います。そこがリスクコミュニケーションですよ。「危ない」と言ってもいいんですが、パニックを起こさないような言い方を工夫してもらいたいですね。「ある程度は大丈夫だ」というニュアンスが含まれるような形で、言葉を考えて。メディアの人たちは言葉のプロフェッショナルじゃないんですか。

――これはメディアだけではなくて、様々な現場でもいえると思うのですが、この日本社会では第一線の人たちは、自分の仕事に誇りを持ったいわゆるプロだと思います。ただ、最終的な決断をする人間は、良く言えばジェネラリスト、悪く言えば素人である場合が多いような気がします。政府、自治体の発表やメディアの報道にもその影響が見られます。

重要なのは最終決定者に専門家集団がどう説明するかです。卑近なレベルでいえば、自治体のトップと、そのお気に入りの専門家ですが、もっと大きく国のレベルでこそそうです（もっとも多くの場合、自治体レベルでそこまでのことを考えているとはとても思えませんが）。決断する人間は、間違った場合には、決断の責任者としてきびしい逆風にさらされます。いろんな説明は受けても最後は、集団合議性でない限り一人で決断しなくてはなりません。ゆえに決断は、すごく孤独で難しい作業です。その決断を下すプロセスを検証した『ワクチン いかに決断するか』という本があります（リチャード・E・ニュースタット、ハーヴェイ・V・ファインバーグ著、西村秀一訳、藤原書店、二〇二一年二月）。一九七六年にアメリカで新型インフルエンザ大流行の兆しがあり、全国民二億人以上のワクチン接種を試みた話です。結局、四千万人に接種した時点で重大な副反応が出て接種事業は中止を余儀なくされました。流行も起きず、公衆衛生史では「大失敗」とされています。その失敗をいたずらに非難するのではなく、後世の教訓として冷静に分析した報告書です。いまこそ、あの「失敗」から学ぶべき時だと思います。

「最大最悪」の想定が適切とはかぎらない

決断が間違ったときのバッシングの嵐を恐れて、保守的な方向に傾くリーダーが多いと思います。批判がより少ないと見込まれる方に行くんです。「一般市民には厳しいことを言って脅しておくくらいの方が無難だ」と考える人も多いのではないでしょうか。

天気予報と同じような感じもします。雨と言っておいた方が無難なところがある。雨の予報に対して晴れたからといって怒る人は少ないでしょう。逆に晴れと予報して雨になったらかなり抗議が来る。

――まさにそういう感じがします。

それでも、感染症政策を天気予報感覚でやってはダメでしょう。よく「最悪に備えていれば、小さな事象にも対応できる」と言われます。世の中が平和な時には悪い時を想像し、実際に悪い方向に行っている時には恐怖にさいなまれて、どちらの時にも最悪への準備に傾きがちです。とくに後者では、「徹底的にやらなかったから、こんなことになってしまった」となる。そうやってそれまでのやり方を一方的に非難し、やり過ぎに走る。本当は、すでに結果論になっている後出しジャンケンです。

でも、一九七六年のアメリカのワクチン騒動でもそうでしたが、実際はそんな簡単な話ではないんですね。こちらは、小さな不安に対して最大限の対処で臨んだところ、いろんな弊害が出てきて大変なことになったという教訓です。二〇〇九年の新型インフルエンザ流行時もそうだったんです。小さな事象に大きな網をかけたら不都合の方が大きかった。そこをうまく適切な範囲で対応すべきだったんです。これもまたリスクコミュニケーションの話ですね。

「最大最悪に備えた政策です」という言い方が免罪符になるのかということです。何でも悪い方に傾斜して対応した結果生ずる弊害をどう考えるのか。政府の分科会はそこを議論しているのでしょうか。

――最悪に備えた場合の弊害はＰＣＲ検査にも言えると思います。日本のノーベル賞受賞者が検査の拡充を政府に求める声明を出していますが、どうお考えですか。

私は賛同できません。そして、マスコミ、行政はともかく、識者とされる人々までが、ノーベル賞学者というブランドに多くを求めることも感心しません。餅は餅屋です。研究畑でも確かにＰＣＲはよく使われるごく一般的な方法ですが、実際は研究領域のＰＣＲの使い方は目的がごく狭い範囲に限られていて、診断のような、言い方は悪いが解釈があいまいな使い方はしません。感染症の臨床研究で診断に使うような場合には、結果の解釈はＰＣＲの限界を考えたものになります。ですから、ふだんそういった使い方をしていない人たちではなく、実際に患者検体の検査にＰＣＲを使っている人に意見を求めるべきです。ＰＣＲ検査は非常に良いツールですが、その実行と結果の解釈の「限界」を知って適切に使わなければ意味がありません。それは餅屋がいちばんよく知っているのです。そこを踏まえた発言なのか疑問に思います。

第4章

希望は何か——ワクチンをどう活用するか

1 病床ひっ迫は解消できるか？

「第〇波」と言うのは時期尚早

――今後、何が待ち受けているのかという話をしていきたいと思います。二〇二一年の秋から冬は前年と同じように感染が拡大していき、また医療が切迫する流れになるでしょうか。

それはわかりません。それを予測する意味はあるんでしょうか。そういうことを一般の人からよく聞かれますが、何のためにそんなことを聞くのでしょう。気持ちはわかりますが、あえて言えば興味本位でしょうか。行政や医療関係者が医療体制を今のうちから整備しておくためというのであれば、大事なことではありますが。

安心を与えるための予測だったら、運勢占いの「新宿の母」のようなものですよね。安心のために「大丈夫です」というのも無責任でしょう。私は正直に「わからない」と言っています。わからないことを過剰に悪い方に取ることを私は批判してきましたが、ただ、悪くなる可能性の方が高いとは思っていて、それに備えて準備をすることは必要であると思います。現在の医療のひっ迫を考えたとき、根本的なところが何も変わらなければ、さらに状況が悪くなる確率の方が高いです。

よく「次の波が来る」と言いますが、そういう言い方はやめるべきです。第三波、第四波というのは何年かたってみてわかることです。そのとき波と言ったものが、全体から見たらほんの小さな変動だったりする。そのつどの変動で「第○波」などと名前を付けるのはやめたほうがいい。それに波という言い方も最近、きらいになりました。波がどこからか押し寄せて来る、自分たちに責任はないような言い方でしょう。そうではなくて、小さなきっかけは外から来るかもしれませんが、波はその地域で起こしているんですから。

どういう言葉を使ったらいいですかね。英語でいえばサージ（surge）ですか。高まりができるといいますか、爆発というと強すぎるかもしれないので、小爆発という感じでしょう。その地域で火薬庫が爆発したような、あるいは地域に起きた地震のようなイメージです。

それがこれからどのように起きるかを聞かれたら、私はファクター次第だと答えています。例えばワクチンがどれだけ行き渡るか。効率よく国民各層に行き渡っているかどうか。行き渡っていない場合は、相当むずかしい状況に陥る可能性が大きいですし、皆がワクチンを受け入れて、またスケジュール通りにワクチン接種が行き渡り接種率が上がっていれば、それほど大きなサージは起きないのではないでしょうか。厳密な意味でそれが本当に直接的原因かどうかは、今の段階では確かなことは言えないものの、ワクチン接種率が上がっている国では感染が収まってきているのは事実です。

――オリンピック・パラリンピックはどう影響するでしょう？

オリンピック・パラリンピックが開催されれば、人の動きはどうしても大きくなります。国をまたいであるいは県をまたいで動くなと言っていたら、東京に誰も行くなということになってしまいます。それは無理でしょう。それまでに流行を抑えたいのが政府の思惑なのでしょうけれども、うまくいかなかった場合はどんな策があるのでしょうか。

開催した場合、当然ながら人の移動が多くなって感染者が移動し、感染が分散拡大することになります。「種をまく」人があちらこちらに行くわけですから。オリンピック・パラリンピックが終わって、秋以降に各地で少しずつ感染者が増えていくでしょう。ワクチン接種が順調に進めば抑えることはできるかもしれませんが、そうでなければ冬になったらどーんと跳ね上がる可能性はあります。ただ、そこはワクチン次第だということもあります。

心配なのは、たとえばワクチンの副反応がセンセーショナルにとり扱われたりして、接種する人が激減した場合です。そうなると、他の国がある程度収まりかけているなか、日本だけが冬にかけて流行拡大が収まらない、いわば日本の独り負けの状態になることだってあり得ます。

病床をいかに空けていくか?

——秋から冬に向けての対策についてです。病床数を増やすのがなかなか難しい状況で、他に何かやっておくべきことはあるでしょうか。

第2章でも述べましたが、国や自治体の政策として、ベッド数の追加確保はそんな簡単にできないから、今現実に使えるベッドをうまく使うということでしょう。そのために感染者数をなんとしても抑えようとしています。医師会もヒステリックなくらいに危機を訴え続けている。しかし、現実的にうまくいかない。やはり各病院の病床を無理しても増やすしかない。そうすると一定数の看護師がそちらに取られる。それは大変です。

看護師がコロナ看護にとられると地域救急が成り立たなくなる可能性があります。コロナ患者のベッドや看護師の数は無理をしたら増やせるかもしれないけれども、増やした分しわ寄せを受ける部署があります。どこかをマイナスにしなければならない。選択として救急医療を捨てるのか、そんなことはできない、という話になってくる。

それまで救急患者を受け入れていた大病院でコロナの院内感染が起きてしまったせいで、救急受け入れを中断している病院もあると聞きます。そうなると残っている救急受け入れ病院に救急患者が集中してしまいます。残っているところは、自分たちが最後の砦だから、少なくとも院内感染は絶対起こさないよう細心の注意を払いながらやっているようです。

病床数を増やすということはなかなかすんなりいかないものなんです。どこかを足すなら、どこかを減らさないと、全体が立ちゆかなくなります。私の病院でも三十床を増やすために救急患者受け入れを抑えるという話も出たのですが、やはりそれはできないということになりました。では、どこでその分を手当するかというと、ドライブスルーでのＰＣＲ検査の検体採取業務や感染者の宿泊療養あるいは自宅療養前の健康チェックでの協力をやめるとか、何か他のサービスを低下させざるをえない。逆に言えば、そのあたりが、他の医療機関とのコロナ関連の仕事の分担で解決できるはずであり、地域の医療機関同士の助け合いというかチームワークが物を言うはずです。

もう一つの問題は回復した人の扱いです。以前のようにＰＣＲ検査で二回陰性になるまでといって一カ月近くも入院させていたら、他の医療サービスに手が回らなくなります。すでに治った人を抱えていても「コロナ治療に貢献していますという建前にはなりますが、実際は地域のためにはなりません（前述のように現在は、その縛りはなくなり、だいぶ楽になりました。ただ、変異株騒ぎによって、最近現場レベルでは、退院患者受け入れ側からの要請の中で復活し始めています）。

病床を回転させてうまく空けていくためには、その治ったと思われる人たちを受けいれる他の病院を手当てしなくてはいけないんです。病院もしくは老人介護施設などです。その受け入れがなかなかうまくいっていないのが、多くの日本の現状のようです。そこを探すのが第一のハードルです。

コロナ対応のため既存の病床を空ける、そのためにがんセンターはがん患者を放り出していいのかというと、それはなかなか難しい。そういう難しいことがたくさんあります。けれども何とかしなくてはいけない。やれることは何だろうと考えると、受け入れ病院のベッド数だけではなくて、宿泊療養や自宅療養を増やすなどのシステムをうまく活用していくこともそのひとつです。でも、ただ増やすだけではだめです。そこの感染者の病態が悪化したとき、そのことがすぐにわかる、すぐに変化に対応できる態勢の整備とペアでなければなりません。

「コロナ病棟」を造れば

——心配なのはベッド数をいくら増やしても人が追い付かないことです。マンパワーの問題が一番のネックだと聞きます。いくら病床を増やしても人が足りないんだと。

完全にネックですね。病床をたとえば単純に三十床増やせばいいのではなく、増えたベッドすなわちそこに入る増えた新たな患者のケアのために看護師を何人も付けなければならない。その分、別の部署から移動させるようなことをしないとやっていけないんです。しかし、医療資源が限られた地方で患者が増え続けた場合、その地域の個々の病院が個別にそれをやっていても、とても間に合わなくなる時が来ます。そのときには資源の集中投資です。特定の病院をその目的だけに特化させ、人も医療資源も集中すべきだと思っています。

これはもう「コロナ病棟」のようなものを造るのが一番の解決法だと思いますよ。中国は短期間のうちにプレハブでどんどん造って、患者の出ていない地方から医療従事者を集めた。ああいう方式で、急造でいいので専門病棟を造るしかないのかなと思っています。あれは、限られた資源を集中させ効率よく使う、いいやり方だと思います。そういうことができないのかなと。期間限定で必要な地域にどーんと造れないでしょうか。日本の医療システム上、そう簡単ではないことは知っていて敢えて言っているのですが。

――そうした施設なら効率良くマンパワーが使え、節約できますね。個別の病院で分散して請け負うより、大きな施設に患者を集めた方が医療の人手は少なくてすみます。

震災では仙台など東北地方に仮設のプレハブ住宅をたくさん造ったでしょう。あの方式で上手にできないものでしょうか。医療に関する法律で病院設置基準のようなものがあるのはわかりますが、今はそれを言っている場合ではないといった時には、それこそ首相の一言で何とかなるでしょう。

この戦略の一番の問題は人材です。そこで働く医療従事者をどうやって集めるかです。中国の場合は、流行のない地方の医師と看護師が武漢に集められました。雲南省の大きな病院に勤める私の友人の呼吸器内科医でICUの副主任の医師とそこの看護師長は、それで武漢に動員され何か月間かフル装備で働いていました。現在（二〇二一年四月中旬）大阪での大きな流行に対して、他の地方から応援が入っていると聞きます。まさにそれです。医療資源の配分の問題です。ただ、日本は中国とは違います。その違いを超えて同じようなことが可能かどうか、それだけです。医療従事者の士気の問題もからんできますので、私が簡単に言うほど単純な話ではありません。

あとアイデアとしては、各地にある自衛隊病院のような医療施設に活躍してもらうことです。自衛隊病院の医療従事者だけでは無理なのは明らかなので、そういうところにある程度の人数の医師や看護師を外から集めるんです。

　私が二〇〇三年のＳＡＲＳ（重症急性呼吸器症候群）の支援で台湾に行ったとき、向こうの国軍病院がそういう役割を果たしていました。国軍病院あるいは退役軍人病院をＳＡＲＳ病院にしたんです。各地の病院からＳＡＲＳ病院に患者を移送して、そこで面倒をみるということをやっていました。自衛隊は軍隊ではありませんが、日本で国軍病院に相当するのは自衛隊病院でしょう。働いてもらうためには法律の縛りもあるでしょうが、解釈で他国の紛争地域に部隊を派遣することが可能なのですから、国家の危機と位置づければそれくらいのことはできるでしょうし、反対する人もいないでしょう。自衛隊病院はクルーズ船から大勢の患者を受け入れても院内感染は一例も起こしていないと胸を張っていました。北海道の病院に自衛隊から応援に行っているのを国民はテレビで見ています。

　一方で、まんべんなく対応する手もあると思っています。地域の小さな病院も、回復期の患者を一病院で最低一人受け入れるようなことです。それができれば、余裕をもってコロナ患者を入院させられるんです。そこまで覚悟してやれるかどうかの話です。ある程度の規模の病院なら一床ぐらい空けられるはずなんですが、そこで邪魔するのが「恐れすぎ」です。自分たちは感染管理などをやったこともないので、感染が怖い、一例たりとも受けない……等。

回復した患者をずっと抱えているのは大変なので、そういう人たちをお世話できるところに移していく必要があるのです。そして高齢者が自宅やもとの入所施設で療養する場合は、それをケアするシステムを作らなければなりません。これは医療というよりもケアの問題です。入院後に回復して戻った人たちを往診するシステムが必要です。そこは、医師会の先生方の出番かもしれません。

2　ワクチンをどう活用するか？

現在の選択肢はワクチンしかない

――ワクチンのことですが、現状を打開する唯一の希望といいますか、多くの国民、いや全世界の人々が救世主のように期待していると思います。

私も救世主と思っていますよ。そう思いたいです。こういう生活をいつまでも続けたくありません。最近はちょっと弱気になってきて、こんなコロナ禍の世界でいくら「正しく恐れましょう」と言っても蟷螂の斧のように思えてきます。科学的な考えに基づいた理屈に合った意見を言っても世の中はあまり変わらないし、行政やメディアに対して物申しても何か変わるような気もしません。世の中が実質的にそれも劇的に変わらないと、この閉塞状況から抜け出せないと思います。それを起こすことができるのは、特効的治療薬の出現かワクチンだけです。治療薬は重症化を阻止する程度のものはあるでしょうが、完璧に治してくれるすごいものは、そう簡単には開発できません。だから選択肢としてはワクチンしかないんですね、現在のわれわれには。

この一年の経験で、人の行動を制限するだけではなかなか現状を改善できないことがわかったわけです。経済もひどいことになっている。日本の国力がどんどん落ちていく感じです。湯水のように税金を投入して、役に立たないことにもいっぱい使って、後世にどんどん借金も負わせています。いまの子どもたちの世代にものすごい負担を先送りしているわけです。

それでもこの世の中はそんなに簡単には変わりません。逆転ホームランのようなものもないと思いますが、いま望みといえばワクチンしかないと私は思っていきます。本当にいいワクチンが広がれば、救いは見えてきます。接種が先行している国々ではある程度感染が収まってきています。

副反応の問題は確かにありますが、世の中を落ち着かせる四番バッターのようなものです。ただ、そうなるためには皆が受けなくてはいけない。七割くらいは接種する必要があります。だから、現時点では私はワクチン接種を勧めます。副反応が起きたときにちゃんと対応できるようなシステムを作りながら、かつ説明を尽くして、打ちたい人が皆打てるようにしなくてはいけません。

接種を高齢者からスタートさせましたが、私は違う考え方をしていました。強い副反応が出たら目も当てられないでしょう。いきなり高齢者から始めるのではなく、むしろ高齢者に接する人たちから始めるべきだと思っていました。今となっては何事も起きないことを祈るのみです。いまでさえ副反応が怖くて打たないという人がたくさんいるのですから。現実的に考えると、ワクチン以外でどうやってこの状況を改善できるのか。流行がある程度収まってくれれば、世の中は変わるし元に戻れると思います。うまくいけばワクチンは本当に救世主になります。

幸い、現時点で諸外国の状況を見ると、ワクチン禍のようなことは起きていません。日本もうまく軟着陸しなくてはいけない。ただ、何かが起きたときのことを考えると怖いです。せっかくの四番バッターもベンチから追い出されてしまいます。国立病院機構職員に対する試験的先行接種で、若い人でも二回目の接種で高熱などの副反応がかなり出ていますから。この次に接種があったとしても、もう打ちたくないと言っている人もいます。季節性インフルエンザのように毎年打つようなことになっても、次は打たないと言う人もいます。そういう意味でワクチンもそんな簡単な話ではありません。それでも、何と言われようとも一縷の望みであることは間違いない。

ワクチンの「副反応」をどう考えるか？

医療従事者の接種についての中間発表によると、三十八度度以上の熱が出た人は一回目の接種後は一％以下でした。しかし、二回目の接種後では五人に一人に三十八度以上の発熱があったんです。

――五人に一人は高い頻度ですね。

一九％に三十八度以上の熱が出ました。三十七・五度以上が三五・六％で、三人に一人が発熱していることになります。六七％の人が倦怠感、五〇％が頭痛を訴えています。この数字を見たとき、びっくりしました。予想していたよりもかなり高い。高齢者の接種でどうなっていくのか心配しました。若い人なら三十八度程度の発熱でもふつうは体力的に持ちこたえられますが、高齢者の場合は発熱に体力が持ちこたえられない人が出てくる可能性もあります。逆に高齢ゆえに高い熱が出ないこともありえますが。接種してみないとわからないことがまだあります。

くり返しますが、今後、このワクチン次第で次の冬の感染状況も変わってくると思います。現状のように効率の悪いやり方だと冬に間に合わない可能性もあります。間に合わなければ、冬の感染の高まりは二〇二一年の初頭並みになるかもしれません。

——医療従事者への接種に関しては、発熱以外の深刻な副反応は出ていないのですか。

深刻というのはアナフィラキシーのことですね。各国で起きる頻度として、十万人に一人といわれていますが、日本では一万人に十数人という数字になっているようです。この違いは、アナフィラキシーの診断に関して日本の基準が少し緩いところがあり、軽めの症状でもアナフィラキシーと判定して、広めにとる傾向があるからだとも言われています。

私はこれまでワクチンでの副反応を人に説明するときに、アナフィラキシーやアナフィラキシーもどきの症状は宝くじの高額当選並みの確率で、発熱やだるさは末等のひとつ手前ぐらいが当たる確率ですよ、と言っていました。しかし、今回の医療従事者への接種での発熱の副反応の起き方を見ると、その言い方を修正せねばと思っています。宝くじをたとえに出したけれど、あの話は忘れてほしいと。ごめんなさい。

私自身は二度の接種を終えました。かなり腕が痛くなりましたが、発熱はありませんでした。発熱する人としない人に分かれているんです。発熱するのは年齢の若い人のほうが多いといった数値が先行接種の成績として報告されていますが、この試験では高齢者はあまり含まれていませんでした。今後高齢者への接種が進んでくると、副反応の実態がもう少し詳しくわかってくるでしょう。問題が起きるのかどうか。もし問題が起きたとき、国がどう説明するかが重大な課題です。

――そのリスクを国民がどう受け取るかですね。原発事故に関連して言われたことですが、日本人は「小さな安心を優先して大きな安全を犠牲する」傾向があるといいます。

そのときメディアはどういう立場に立つのですか？

――おそらく大半のメディアは、起きたことに反応するだけではないでしょうか。副反応が一定数出ると大騒ぎになるかもしれません。

ある程度の副反応事案が出て、それに感情的に反応したメディアが「これから大変なことになる」という報道をすると、ワクチンを接種する人はいなくなりますよ。だから、メディアもリスク・コミュニケーションのことまで含め覚悟を決めておいてほしいですね。どちらの方向に行くのかを。このくらいの率で副反応が出たら反ワクチンで行く、それ以下ならワクチン推奨で行く、ということをあらかじめ考えておくんです。ワクチンはメリット、デメリットが必ずあるのですから。

アメリカはそういうことを最初に示すでしょう。『ワシントン・ポスト』はこういう立場を取ります、『ウォール・ストリート・ジャーナル』はこの考え方で報じます、とか。大統領選挙でもそうですよね。わが社は民主党支持だ、共和党だとか。旗を見せるといいますか、そういうことをちゃんとやる国と、なんだかみんなそろってあいまいな感じで、一つの方向にズルズルと進んで、向きが変わるとまたズルズルと横並びで行く国と。メディアの姿に国民性が反映しますね。

ワクチンの効果をどう見きわめるか？

——接種が先行している国の実情を見ると、先生が予想された以上の効果が出ていますか。

日本はワクチン接種が遅れていると言われていますが、先行する国の接種の結果を見て判断できるので、遅れの程度にもよりますが、必ずしも遅れることがデメリットではないと思っていました。mRNAワクチンなんて効くのかな、と思っていましたから。新しいワクチンなので、誰も経験がないんです。理論的には効くだろうとは思うのですが、実際やってみないとわからないところがありました。副反応についても同じです。

理論は理論でしかないし、実際やってみないと何が起きるかわからない。そこは賭けでやったようなものです。その結果、予想以上に成果が出ているようです。米国、英国、イスラエル等では感染者数が落ちてきて社会が息を吹き返している。まあ、冬が過ぎれば感染者数が減るのは当然ですが、傾向としては落ちてきているのは確かです。

――ワクチンに関して、先進国のなかでは日本は明らかに遅れをとっていて、「ワクチン敗戦」などという声もあります。この遅れは日本にとって凶なのか、それとも吉と出ることもあるのでしょうか。

いま世界で使用されているワクチンがすごくいいワクチンだったら凶でしょう。このワクチンが二〇二一年の冬までに国内で行き渡らなかったら、前の冬と同じような感染の高まりが起きることになるでしょう。冬までに国民の大半が接種できれば、今度の冬の流行はそれほど大きくならないはずです。国民の半数程度であればどっちに転ぶかむずかしいところなので、かなり心配です。

逆にワクチンの副反応事例がこれから半年後くらいにどんどん出てくるようなら、日本の遅れは吉となります。確率的にその可能性は低いとは思いますが。

——素人的に気になるのは、ワクチンの効果がどのくらいの期間続くのかということです。

半年は大丈夫だという話がアメリカから出てきています。私に言えることは、インフルエンザワクチンよりは長持ちするだろうということです。インフルエンザワクチンは、不活化ワクチンといって、ウイルスをバラバラにしたものを接種するのですが、それでも、ワクチンを受けた人は半年以上抗体を持ち続けます。いま使われているコロナワクチンは半分生ワクチンに近いようなもので、抗体がつくられるだけでなく、ウイルスが感染した細胞を殺す役割を持つ免疫細胞が現れます。それが長持ちするので、インフルエンザワクチンにくらべかなり長い期間、効果が持続することが予想されます。

我が国が使うアメリカのファイザー製ワクチンは接種の半年後の効果の調査結果が出ていて、少なくとも獲得した抗体のレベルに関しその時点で効果が落ちていないという実績があります。だから、そこは心配ないと思います。

ただ、まとまった数の日本人では確認がまだなので、この秋か冬に調べる必要があります。

――半年は効果が持続しても、一年以上持つかどうかは不確定です。このワクチン接種はこれから毎年行っていかなければならないのでしょうか。今年接種すれば、もう大丈夫なのでしょうか。

それはまだわかりません。時間の経過による抗体価や他の免疫指標の落ち具合をこれから研究していかなくてはなりません。その研究が案外真面目にやられていないといいますか、まともに行われていない気がします。日本では見えてこない。

本来、国が主導して、このワクチンを打った人たちの抗体価の変動などを見なくてはいけません。そういう大きなプロジェクトが動いていない。噂程度で聞けば、二〜三カ所で小さなスタディーが走っているだけです。国としては先行接種で副作用のスタディーは大々的にやりましたが、効果に関する大規模なスタディーは全然組まれてないのではないかと思ってしまいます。

アメリカやヨーロッパのデータを見ればいいと思っているのでしょうか。日本は日本人向けの抗体価の変動を見なくてよいのか、と思います。ワクチンを認可するときは外国のデータだけではなく、日本人の治験データを要件にしているでしょう。そういうことをやるから認可が遅れるという指摘もありますが、日本人の体質や特性というものを慎重に考えると、そういうスタディーを見てからでないと簡単にゴーは出せないからでしょう。

それと同じように日本人の体質、特性を考えるなら日本人の抗体価をちゃんと測らなくてはいけません。そのスタディーが本当に行われているのか、メディアは調べてみるべきです。記者さんたちはどうしてここを突っ込まないのかと思います。

医療関係者の「先行接種」をなぜ活かせないのか？

ここで恨み節を一つ言わせてください。私の病院で行われた約千人の先行接種について、その効果や免疫の経時的持続を調べたいと思ったんです。そのスタディーに必要な、私たちにとっては高価な試薬を大量購入するための資金を調達しようと、いろんなつてを通して、私たちも研究対象に組み入れてくれるような大きなスタディーが走っていないか探しました。でも、ありませんでした。あれだけいろんなところに無駄なお金を湯水のようにバラまいていても、肝心なところにお金が使われない。せっかく先行接種をして、早いうちに状況がわかるチャンスがありながら、お金が無くてやれないとしたら惜しいかぎりです。やるなら時期的に今しかないのに。後からの人たちへのタイミングのよい貴重な情報を得ることができる絶好のチャンスなのです。

仮にワクチンの副作用事案が続出したら、メディアはそこで一斉に騒ぎ出すのではないですか。「待ってました」とばかりに。でも、こんなにワクチンの根本的な情報があるのに、それに関しての問い掛けをしている様子は、まったく見えてきません。そこを誰も問わないし、相手は聞かれないから説明もしない。

メディアは「そういう準備をしなくていいのか」と問い掛けないとダメでしょう。政府が「そういうことならやっていますよ」と言ってくれれば、すごく安心です。私たちのスタディーがそこに組み込まれていなくても、どこかでちゃんとやってくれている、と。全体で大きなサーベイランスをやろうとしているなら、あえて私たちがやるまでもないと思うわけです。でも、そこが見えてこないからすごく不安ですし、それでいいのか、という思いでいっぱいです。

日本の長期的ワクチン戦略とは

——先行している欧米各国では二〇二一年内にほとんどの国民が接種できればOKとしているのでしょうか。次の年になっても念のためもう一回は必要と考えているのでしょうか。

それはわからないですね。各国の接種戦略がありますから。でも、たぶん二回目についても当然、現実的な検討をしているはずです。それこそ日本はどうするつもりなのか、メディアはそれも政府に質問すべきでしょう。でも、しつこいようですが、その基礎になるはずの抗体価のスタディーの話がない。

――まだ戦略が固まってない？

日本の行政は次の一手をどこまで考えているのでしょうか。いま現在のワクチン接種を実行するだけであっぷあっぷで、この次のことを考えているのかどうか心もとないですね。そこを誰がマネジメントしているのかが全然わからない。政府の分科会の専門家の先生方は、先の抗体価の件も含め次の手のことまで提言してくれているのでしょうか。

来年以降のワクチンを考えたときに、国産でやるのか、国産はそれまでに間に合うのか。間に合わなかったらどうするのか、そのときの準備はしているのか。次もアメリカから買うとして、アメリカが本当に売ってくれるのか。戦略物資になってしまって、売らないという可能性もあるでしょう。もしも本当に今のワクチンが効かないような変異株が出てきたら、まず自国民への対応を考えなくてはいけないから、他の国に売っていられないということになるかもしれません。それぞれの国がワクチンを抱え込む可能性も十分にあります。

そういうときに日本はどうするのか。それを見越して二年目についても製薬会社と契約しているのか。とにかく契約履行を迫るような形にしているのか。そこは国としてやっておかなくてはならないことです。それを新聞記者が政府に質問してほしいですね。

質問のポイントはたくさんあると思いますよ。現在の政策の批判もいいんですが、批判だけに終始するのではなくて、次の一手をちゃんとやっているのかどうか、突っ込む質問をどんどんしていかないと。そういう質問をする司令塔といいますか……。メディアには司令塔のようなものは存在しないんですか？

――的確な質問を指示してくれる司令塔はありません。メディアは上に行けば行くほど素人です。現場の記者が勉強するしかないですね。

それでいいんですか。メディア内でクーデターを起こさないと。勉強していない人間は上の立場に立つな、と。国民がかわいそうですよ。政府に追従するような記事しか書けないとか、とにかく、人目をひくような話だけを追うようであるなら新聞やテレビの存在価値はその程度だと思うしかない。単なる経済活動のひとつでしかないメディアなんて、まともな未来はないと言いたい。井上さんに対して怒っても仕方ありませんが。

国産ワクチンが遅れているのはなぜか？

――国産ワクチンの問題ですが、日本が遅れをとっている要因は何でしょうか？

日本におけるワクチン開発の問題点は、国内の製薬会社の企業規模が国際企業とくらべ小さく研究開発費が格段に少ないことや、ベンチャーが育たない風土とシステム、国の制度の問題などがあります。資金面の問題もありますが、いまお金をつぎ込めばすぐできるものではありません。

結局は人材です。ずいぶん前に国の研究費の配分がノーベル賞がとれそうな大型研究に集中投資され、ほかの小規模な基礎研究に回らなくなりました。地方大学などは教員の定員削減もあって研究室が小粒化しています。富士山は、広いすそ野があっての富士山です。研究のすそ野が荒廃しています。そんなところで人材が育つはずがありません。企業も研究職で人材をとらなくなっていて、大学もポジションがない。研究をやる人材供給が細っています。そこを忘れてもらっては困ります。

ワクチン開発の基礎的仕事も研究的要素が強いのです。少人数でできないわけではありませんが、そのスピードは限られます。大きな仕事は、そんなゆっくりとしたペースでやっていたらいつ終わるかわかりません。大勢の研究者がひとつの目標に向かって突っ走る必要があります。大仕事がスピーディにやれるくらい多くの人材が中国や欧米諸国にはいて、日本にはいないということです。

余談ですが、私がアメリカで仕事をしていたころの話です。息子の小学校の何かの行事に招かれてスピーチをしたアメリカ人が、自国のノーベル賞受賞者の多さを自慢していました。そのとき私は口に出してこそ言いませんが、こう思ったものです。「アメリカ人の受賞は、それを下で支える大勢のいろんな国から来たポスト・ドク（短期契約の博士研究者）の犠牲的努力の上にあるんだ。忘れてもらっちゃ困る」と。

ところで、ここでもう少し脱線します。ノーベル賞といえば日本はこれまで多くの受賞者を輩出してきました。しかし、このままでは先細っていくと思います。むかし日本は、アメリカ型とちがった研究システムでじっくりと腰を据えてやる研究が許されていました。その世代といまの研究者では、与えられている環境が違うのです。最近は研究者の数自体が減っている上に、短期の任期制で非常に短い時間で成果が上がるような研究しかできない。若い人たちが独創的な研究を長期にわたって持続できない雇用環境にあります。むかしは、研究費は少なくともそれができましたが、今はそれすらできない。アメリカ型の若い研究者の使い捨てを真似て科学界の末梢血管が少なくなっていっているようなものです。
ノーベル賞とは無縁でも科学のためにがんばっている領域はたくさんあります。そういった末梢血管領域というか富士のすそ野にあたる領域を豊かなものにすべきです。ノーベル賞級の研究もそういったすそ野があって初めて出てくるものだと思います。

私の知る限り、基礎系の学会の多くで、だんだん会員が減っています。資金だけでなく、後継者不足の解消が現在喫緊の課題です。先に言った環境悪化が大きく響いていると私は思っています。ワクチン開発の問題と決して無縁ではありません。ワクチン開発は、今回のコロナでおしまいではありません。今後若者の人口が減っていき科学分野で仕事をする人の絶対数が減ってきます。その中で基礎の研究者を増やしていき維持していくメカニズムの再構築なくして、将来はありません。

「集団免疫」を達成するには

――本論に戻って、現在使用されているワクチンの効果、目的ですが、これは「集団免疫を形成するため」という考えでいいでしょうか。

まずワクチンの究極の目的は個人の防御です。打った人がまず守られなくてはならない。これは最大の基本です。第二のメリットとして（表だってそうは言わないかもしれないが行政はこれが一番と考えているはず）、接種によって社会で感染が広まらないようにするということがあります。それを「集団免疫の獲得」と表現してもよいかもしれません。ただ、ワクチンを打った人がどれだけ広めないかというのはやってみないとわからないところがあります。インフルエンザワクチンでも接種を受けた人は広めないといわれていますから、コロナでもそういうことはあるでしょう。

ご質問の集団免疫ですが、それを形成するために、対象集団で必要な免疫獲得率が六〇%か七〇%か、八〇%なのかということがあります。感染症によりますが、国民の大半、ある程度のマジョリティーが有効なワクチンの接種を受けなければなりません。それができて初めて集団免疫といえるので、できなければ集団免疫が形成されません。

もし何らかの理由でワクチンを忌避する人が増えたら難しいでしょう。ワクチンは嫌だという人が半分いたら集団免疫は形成されません。ワクチンを打った人だけが利益を受けることになります。

――半分ではダメですか。

半分では無理ですね。

――最低でも六割以上でしょうか?

感染症によって違いはあります。麻疹（はしか）のように感染力の強い感染症だと、八〜九割くらいが接種しないと集団免疫になりません。九割近い人が免疫を持っていないと流行は防げないのです。一方、感染力が弱い感染症はそれほどの接種率は必要ありません。一人が何人に広めるとか、そういう計算は私の専門ではありませんが、感染症の感染のしやすさと集団免疫の必要なパーセンテージは相関するはずです。

――この新型コロナの感染力を考えると、集団免疫に必要な接種率はかなり高く見ておかなければいけませんね。

かなり高い方だと思います。

ワクチンでも積極的リスクコミュニケーションを

――ワクチンの接種率を上げていかないと集団免疫は難しいのですね。

集団免疫としてはね。でもこれを政府がどう説明するかです。ワクチンの位置づけについて、集団免疫の獲得を目的としているのか、個人の救済なのか。

政府は個人の救済だと言うでしょうね。結局、当分の間、集団免疫は困難でしょう。今後、しばらくの間はワクチンを打たない年齢層があるからです。

政府が何を目指しているのか。目的が定まっているなら広報の仕方も固まってくるでしょう。でも、どこを目指しているのかあまり見えてこない気がします。積極的リスクコミュニケーションという意味で物足りなさを感じるのは私だけでしょうか。私も高齢者で、ワクチン接種を受けるよう事務的なお知らせは市から一応のものは来ていますが、国からは通り一遍の、一般高齢者にとって非常にわかりにくい内容のものが一枚入っていただけです。それも、「詳しくは厚労省ホームページへ」です。

それに、私たちより若い次の接種対象者には、まだ何も来ていません。本来なら今のうちに、そういった人たちにも情報を与えておくべきです。それがワクチンにおけるリスクコミュニケーションの始まりというものでしょう。

個人的利益や集団免疫以外にも、多くの人が接種すれば重症化する人が少なくなるということもあります。重症化しないことは地域医療にとっても大いにいいことなので、そういうことを前面に出してワクチン接種を勧めるような、何らかの旗を見せなくてはいけないと思います。それなのに、変異株なんかをダシにして脅威を煽って、その流れで高齢者にワクチン接種を競って受けさせる。そんなことをしているようにも見えます。

3 「人間らしい生活」に向けて

「なんちゃって対策」を止めていこう

――ワクチン接種が遅れている間はこの自粛生活を続けなければなりません。でも、多くの国民は疲れ切っており、人間らしい生活に戻りたいという気持ちが湧き上がっていると思います。このコロナ禍の状況で人間らしい生活を送るため、何か工夫できることはないでしょうか。

ちゃんとした理屈に沿った生活をすればいいんです。理屈に沿っていないことをするから窮屈になるのだと思います。正しく怖がってくれればいいのです。

安全率をすごく高く設定したり、ゼロリスクを求めると、当然息苦しくなります。一般に奨励されているアルコール消毒液での手や環境の消毒など、私は必要ではないと言い続けています。手洗いもやって悪いことはないけど、やり過ぎるほどは必要ない。それを信じてくれたらすごく楽になるんですけどね。

マスクも屋外では必要ありません。まわりに誰もいないのならなおさらです。外でマスクをはずすところから始めたらいいです。私は、ずっと前からそうしています。誰かがウイルスを出しても、少し風が吹けば飛沫なんてすぐどこかに飛んで行ってしまいます。リスクはゼロとは言いませんが、限りなくゼロに近い。そのわずかなリスクを恐れて人間らしい生活を捨てるのか、少々のリスクは抱えながら人間らしい生活をするのか。そういう話です。

そんなことをやっていると、怖がり過ぎの人に石を投げつけられるようで、なかなか簡単ではないかもしれませんが。外では、近くに人がいなければ、勇気を持って堂々とマスクをはずす。子どもにも、マスクをはずさせる。空気感染も、理屈がわかって対策を理屈通りにやれば過度に恐れることはありません。人と人との距離を適度にとって、室内もちゃんと換気をすればいいんです。夏になれば換気もしやすくなりますし。理性的に対処していけば怖いことはそれほどないのです。

怖いのは、穴蔵みたいなところでわいわいと長時間酒を飲んで過ごす類のことをやることくらいです。そういうことは、これまでの経験と自身の直感でわかることだと思います。そういう場所を避けるという常識的な判断があればいい話です。

われわれの社会は自動車を許容して成り立っています。自動車はある程度の事故の確率があります。その確率をわかっていて、自動車を利用しているわけです。便利だからです。それが人間らしい生活かどうかわかりませんが。飛行機だってそうでしょう。墜落したら大変だけれど、その確率はゼロではない。けれども時間を有効に使って生活のために利用している。私はどうしてコロナで同様の考え方ができないのかと思います。皆が意識を変えていかないと行き詰まってしまいますよ。

自動車は事故に遭っても大丈夫なようにシートベルトをするでしょう。コロナも感染しても大丈夫なようにワクチンを打ちましょうということです。自動車事故のリスクは確かにあるけれども、交通ルールを皆が守れば事故の数も少なくなる。そのルールには、一方通行のような規制もあればスクランブル交差点のような、自由だけど互いにぶつからない判断を各自に任せる場合もある。同じように感染制御のためのルールがあるんです。時に厳しく、時にゆるめて。

誰が考えても今はこれは危ないという行為はしない。換気の悪い飲み屋には行かない。今は酒を飲んで肩組んで大騒ぎしない。人が集まるところではマスクをする。一方で、だれもいない部屋や屋外ならマスクをはずす自由があり、各自の裁量がある。

皆が常識的なルールを守っていれば交通事故の数が減っていくのと同じで、

コロナも基本常識さえ守っていれば感染者数はどんどん小さくなっていくはずなんです。交通事故が怖くて家のなかに閉じこもっているなんてナンセンスでしょう。そういう頭の整理をちゃんとやっていけば、おのずと各自の行動もリーズナブルな方向に変わってくるし、それとともに気の持ちようも変わってくると思いますね。

そのためには根拠のあやしげな「なんちゃって対策」も社会全体でどんどんやめていけばいいんですよ。いきなり社会全体は無理なら、その意識を持った各自が始めていけばいいんです。始めた人から、気が楽になっていくはずです。一年以上の経験でいろんなことがわかってきたんだから、それなりに賢くならなきゃ損です。たとえば、冬、いっぱい着込む生活をしていて、春先になる。もうコートは要らない、この長袖の下着も必要ないとか、そんなことがあるでしょう。どのくらいの気温かわからないときには、「対策」としてどんどん着込んで膨らんで着だるまみたいな状態になってしまっていた。十二単《じゅうにひとえ》みたいな状態。でも今は結構暖かくなった。もう脱げるものは脱いでいこうよ、ということです。

じゃあ脱げるものは何か？ということになる。それはリスクをちゃんと考えながらです。これは脱いだらまずい、というものも、その人の置かれた立場によってあるわけです。本当に危ない銃弾飛び交う所だったら、防弾チョッキを着なくてはいけない。防弾チョッキが必要な人は着るべきです。しかし、そんな環境にない人に防弾チョッキを着せる必要はないでしょう。寒冷地の人はインナーをたくさん着なければいけないけれど、温暖な地域の人はそんなに着こまなくてもいい。本来そのような個々の対応があるべきです。なのに、これまでは十把ひとからげになっていました。

ふたたび「リスクコミュニケーション」について

——政府や自治体のメッセージの出し方にも問題がありますね。

メッセージの出し方という話であれば、その前にメディアのメッセージの出し方の問題を言わせてください。メディアの信頼性にかかわる大事な問題です。それは、メディアが都合の良いところだけ取り上げることがある、ということです。メディアがセンセーショナルなこと、人の気を引くことを優先させ、そのために真実が曲げられることがあるということです。それを強く思ったのが、「水道の蛇口による感染」の報道です。

まだ記憶に新しいと思いますが、東京の地下鉄大江戸線の運転士たちの間でクラスターが発生した事件（二〇二〇年十二月）で、あたかも水道の蛇口を介して感染が拡がったような報道が、大々的になされました。私はそれを聞いたとたん、「そんな馬鹿なことがあるか」と思わず叫びました。そして、調査した保健所の調査員の能力のなさを、友人とのメールのやりとりの中でなじりました。でも、最近あるところからの情報で、それは濡れ衣だったことがわかりました。調査員は蛇口のことも言ったけれど、ほかにも可能性をいろいろ挙げていて、蛇口はそのひとつに過ぎなかったとのことです。話題になりそうな蛇口による感染の可能性だけをメディアがとり上げただけ、というのが真相だったようです。

でも、その報道がその後、日本国中で独り歩きしました。蛇口を非接触型やレバー式に換えたところも多く、宮城県の小学校でも蛇口を換えています。この出来事、水道屋さんがもうかっただけの小さな話のように思うかもしれませんが、それよりも、一般の人に「水道の蛇口が危ない」という誤った「恐れ過ぎ」の意識付けをしてしまった、大きな罪作りでした。

次にご質問の行政や政治家のメッセージの出し方についてお話しします。

メッセージは計画的に考えて出さないといけません。こういうメッセージを出したらこういうことが起きる、ということを予測して、日がなディスカッションをしておくべきです。そういう指示を出す人たちが集まって、ああでもないこうでもないと考えて出し方を決める。こういうメッセージを出したらこういうことが起きうる、ということを列挙してみて、それを回避するためにどうすればいいかを考えるんです。そうやってリスクコミュニケーションのスキルを上げていく、あるいは十分にその準備をしておく。そういう専門の人たちがいないとダメなんです。あるいは専門ではなくても考えられる資質のある人がいないといけない。

政治家はいかに語りかけるべきか?

――いま欠けていると思うのは希望だと思います。人間は希望がないと苦しい生活

に耐えていくことができません。政府、自治体、あとは専門家や医師会など、締め付けるばかり、あるいは（なぜか「上から目線」に見えてくる）いつも同じような「お願い」ばかりのような印象です。希望のメッセージをもう少し出してほしいと思います。

そこがリスクコミュニケーションの失敗です。危ないという警報だけを言うのがリスクコミュニケーションではありません。現在のリスクを回避するために無理を強いるのではなく、こういうことをやった方がいいよ、と言ってあげるのもリスクコミュニケーションです。リスクコミュニケーションというと危険だという警報だけに思われるかもしれませんが、そうではないのです。その危機を回避するためのもっとも良い方法を考えていくことです。誘導というと嫌な響きもありますが、導くといいますか。道筋をつけるようなことを上に立つ人間はやるべきです。

そういうことをするのがリーダーでしょう。誰かに言われたようなことをそのままオウム返しで言うようなリーダーではダメです。ドイツのメルケルさんのように自分の頭で考え、心から思っていることをメッセージとして伝える。それも、テレビカメラ越しに国民の眼をしっかりと見つめて。そんな国民が共感を覚えるような政治家が求められます。

政治家本人の資質の問題のようですが、必ずしもそうではない。リーダーにその資質はなくとも、リーダーを周りでしっかり支えて、リーダーにそれをさせるブレーン軍団がいればよいのです。

――どちらも見られませんね。ある種の精神論でもかまわないのですが、為政者が心から語りかける姿が日本では見られない気がします。

トランプは論外でしたが、イギリスのジョンソン首相も最初のコロナ対応は問題だらけでした。しかし、彼も国民への語りかけは心がこもっていた感じですね。それが常に適切だったかどうかは別にして、国民に対するメッセージはちゃんと出している。日本はそれがない。

――それでもわれわれはコロナと戦いながら生きていかなければなりません。政府や政治に期待できないとしても、何か心の持ちようはないでしょうか。これは先生の専門の話ではなく、心理学の分野だと思いますが。

私の本がたくさん売れて、「正しく恐れる」とは何かを理解してもらって、読んだ人の心が軽くなればいいんです（笑）。それは冗談として、唐突に出てくる「希望」も眉に唾をつけてみないといけないと思いますよ。よく考えないといけない。戦前のドイツでヒトラーが出てきたような話になりかねないこともあります。あまりに明るい希望を熱望していると、危ういのではないでしょうか。

希望も適当な程度で期待して、ときどきガス抜きみたいなことをしながら賢くやっていくのが一番いいんじゃないかと思います。ダメだと思い込んでもダメですしね。そのお手伝いをわれわれはしていると思っています。普通に考えて普通に対処していれば、そんなに大げさなことは必要ないですよと言い続けていくだけです。

あと、気の持ちようとしたら、敢えて言えば、われわれは、今、歴史的出来事の渦中にあるということを意識することでしょうか。今の私たちを百年後の人はどう見るのか考えながら、今日を生きていくのです。自分は、この出来事の生き証人なんだ、どんなことを孫子《まごこ》の世代に伝えていこうか……と。

ワクチンという「希望」

——今後、私たちの気持ちが安らかになっていけるとしたら、それはワクチンがもたらしてくれるというのはどうでしょう。そういう理解でよいでしょうか。

そうですね。ただ、脳天気に何の問題もなく、とはいきません。物事何でも後ろ向きのことはあるものです。ワクチンも副反応はある程度出る。それは避けられません。これまでワクチンに大きく期待する話をしてきましたが、最近は心が少し揺らいでいます。無条件に勧めてよかっただろうか、と。先に述べたように、医療従事者の接種ではかなりの確率で高熱の副反応が出ていますから。高齢者の接種が進んでいくとどうなるのか、やや心配です。

そういうことも含んだ上で、なおメリットがあるというふうに話していこうと思っています。メリットとデメリットを客観的、公平に提示して、ワクチン接種の有効性を説いていくべきです。デメリットは多くの人に副反応が出ることです。でも、このワクチンに関しては仕方がないんです。

インフルエンザのワクチンのようにはいきません。インフルエンザワクチンは安全を優先して、副反応が極力出ないようにつくっているんです。でも、有効な治療薬がまだない新型コロナでは、免疫を上げるため、強めのワクチンは仕方がないということです。いま人類は戦っているところです。ワクチン接種もその戦いであり、皆さんも参加してください、というような話をしていくつもりです。それで参加したくないという人たちを説得できるかわかりませんが、努力は必要だと思っています。でも、ひとつの大きな希望であることは変わりません。

ワクチンをめぐる国際的状況

――ワクチン接種が先行している国で、高齢者に重大な副反応が起きている事例はあるのでしょうか。

そこは私も知りたいところです。メディアが探索してほしいですね。メディアもニュースソースがたくさんあるんだから、自分たちで探してきて様々な専門家に「こういうデータがあるけれどもどうですか」と聞けばいいんです。専門家だって特別のチャンネルを持っているわけではありませんから、メディアの方で情報を取ってきて専門家のコメントを引き出してほしいですね。

そういう基本的なデータを取るのはメディアの方が上手でしょう。新聞社には海外特派員もいて、欧米各国に常駐しているんだから。政府の発表もいいけれど、自分でデータを集めて、いまアメリカではこんなことで騒がしくなっている、という生情報を取ってくればいい。

――この先、日本を含めた先進国でワクチンの効果で無事に感染が抑えられたとして、これで万々歳ではありませんね。先進国以外の国々の状況が心配です。先に抑え込んだ国にまた感染が逆流してくる可能性もあります。

中国のワクチン外交で「赤いワクチン」がいきわたり、途上国の感染が収まってくるかもしれませんよ。そのワクチンの効果がどれだけあるかまだわかりませんが、たとえ効果七〇～八〇％でも一〇〇％近くの人が接種すれば集団免疫が成立しますからね。反対に効果が一〇〇％でも人口の一〇％しか打たなければ、どうやっても集団免疫は形成できません。

中国がどれだけやるかですね。ある意味、中国に期待しますよ。余力があるなら、どうかお願いしますといったところです。中国の人口一四億人の中の打つべき年齢層がどれだけいるかわかりませんが、中国だって本当は、そんなに余裕があるわけじゃない。ある意味、戦略物資です。

――WHOが主導しているCOVAXはどうでしょうか。途上国へのワクチン供給のための国際的な共同購入の枠組みです。

どうでしょう。私にはあまり情報はないんです。それもメディアで調べてほしいですね。日本は積極的に関与できるんでしょうか。自分の国でもワクチンが行き渡っていないのに、他国に供与できますかね。

――資金は出すようです。

まあ、現実的にはそれしかやれませんね。今、国内で不足気味なものをそのまま持っていくわけにはいきませんから。世界的にたぶんそうじゃないかと想像します。でも、いくら外にいい顔をしても、結局はいまの子どもたちに借金を残すのだということだけは忘れてはいけません。あとはロシアのワクチン「スプートニク」がどれだけ力があるかですね。イギリスでの治験では結構良かったという話もありますから、もしかすると中国とロシアのワクチンが途上国のワクチン接種を席巻するかもしれません。そのときまだ流行が制御されておらず、日本も何らかの理由で本当にワクチンが不足してきたら、日本も使わざるを得なくなるかもしれない。

昭和三十年代、ポリオの流行で、流行の圧力（というより日本のお母さんたちの圧力）に屈して日本は未承認のワクチンを当時のソ連から輸入して、子どもたちに打った前例はあります。幸い結果オーライでしたが、あのときそれを決断した側は冷汗ものだったに違いありません。

ところで、ワクチンを戦略物資といいましたが、その意味でワクチンは国防手段でもあります。日本も独自のワクチンを持つべきですが、それをやろうとしたら、長期的には政府が国策として国産ワクチン開発を優先させるようなことをする必要があります。ただ、短期的に、今回のように開発成果を待つ時間的余裕がない状況では、国外から安定的に調達する必要があります。そのための戦略も非常に大事です。

子どもたちへ

――ところで最後に繰り返しになりますが、大事なことなのでもう一度。子どもたちの心の問題が心配です。先生から子どもたちにメッセージはないでしょうか。

子どもは素直ですよ。とくに小さな子は。親や教師のいうことを疑うことなく、いっしょうけんめいに守ろうとします。だから、大人が間違っていたら悲劇です。だからこそ、大人がよくよく勉強してしっかりしなければならないんです。その大人の多くが疲れきって思考停止状態になりかけています。新しい知識を取り入れられず、古い知識に基づくやり方を、杓子定規に子どもたちに押し付けています。

一方で、子どもでも本当によく考えている子はいますよ。子どもだからといってばかにしてはいけません。子どもたちの感性というか本能というか、そういうものがあります。大人はそういうことを大事にしなくてはいけません。

こういうことは、いまの子どもたちが生きている間にまたあるかもしれない。いま起きていることをしっかり勉強して、次は失敗しないようにしてほしいですね。ちゃんとした大人になってください、という思いです。政治家になるのもいい。多くのことを学んで、広く適切な判断が下せて、それを自分のことばできちんと説明でき、国民に信頼される政治家になってもらいたい。

科学の道にもどんどん進んでほしい。人類がとり組むべき課題は山積しており、多くの面で科学がその解決の糸口として期待されています。一方でいま日本の科学は、ある見方では世界に遅れつつあります。しっかり勉強して日本の科学を救ってください。でも、政治家がしっかりとした科学者を育てるシステムを準備しないとだめです。実はそこもまた政治家のリーダーシップが求められるところなんですよ。

家にこもっていて外に出て自由に遊べなくなった子どもたちはかわいそうです。眼科の領域では、コロナで子どもたちに近視が増えているとの報告があるそうです。大震災のときもそうでしたが、たぶん運動不足による肥満も増えているはずです。そして精神的にも相当ストレスがかかっている。

家のなかでゲームばかりで遊んでいると言われますが、それだって彼らだけが悪いわけじゃないのは、皆が知っている。やはり子どもたちは、これまでのように、あるいはわれわれの時代のように、外を駆けずり回って、校庭で野球をしたりして体を動かしてほしいですね。そういう状況ではないのかもしれませんが、そういうことをやらせたい。子どもたちにどういうことを言ったらいいか、本当に難しい。大人が言うことがすべてではないから、もっと自由に遊んでいいんだよ、と言うべきですかね。でも、それを大人が許してあげないと。

あとは一生懸命考えて大人に提案しなさいということかな。子どもの提案でも、ちゃんとした大人は理解してくれます。ある中学校で、こんながんじがらめの卒業式ではなくて、ここまでなら許されるのではないかという提案を生徒たちがした話を聞きました。修学旅行もまったく不可ではなく、こうやっていろいろ工夫すれば可能ではないかということがあるんです。工夫をすることが大事です。

人間は本人の意思とはかかわりなく様々な状況に陥るわけじゃないですか。そういうときに、与えられた環境や場所で何とか良い方に向けていこうと工夫するのが人間です。コロナでこういう状況になって、そのなかでどのように工夫するか。子どもたちや若い人たちに、大人の真似をするのではなく、自分でいろんな考え方を調べ、その上で自分なりの発想で考えて不自由さを乗り越えることを期待します。雑草のようにたくましく。

前向きに工夫していこう

それは大人にも言えることで、行き詰まってどうしようもないと白旗を挙げるのではなくて、それを打破する工夫が必要です。一つ一つの場面でふさわしいことを勉強して、自分の素朴な感性あるいは本能を信じて、だれが何を言おうがこれならここは問題ない、大丈夫だ、ということがあるはずです。「マスク警察」なんていう人たちもいるかもしれませんが、彼らもある意味で犠牲者です。あらゆる場面でマスクをしなければならないわけではないのに、そう思い込まされています。

花見をしてもやり方次第で問題ないんです。人が外出することを罪悪みたいに言う風潮がありますが、それは違います。人が普通に外を歩いている分には感染のリスクはほぼありません。政府がいう外出を控えてというのは、本来は外出そのものではなく外出先での人の交わりを防ぎたいという意味のはずなのに、渋谷の交差点の人出が○人だの、そんな本質でない報道を何も考えずルーチンに垂れ流すテレビ。そんなのは、言いだす前にスイッチを切りましょう。ずっとせいせいして精神的にいいです。そのもとになった外を歩くだけで簡単に感染するリスクがあるかのように見せるスパコンのシミュレーション。あれは本当に罪作りですよ。これも忘れましょう。われわれには、どうでもいいことを忘れることも必要です。

話を元に戻しますが、とにかく前向きに工夫することが大事です。大人も子どもも工夫しましょう、ということです。

――一つ希望がある話として、テレビで見たことです。どこの国だったか忘れたのですが、医師や医療従事者が献身的に働いている姿を見て、子どもがこの仕事に非常に敬意を抱いているという話です。「私は将来、医者か医療従事者になりたい」という子どもがかなり増えているということです。日本でもそういう子どもたちが

増えていけば、この苦しい生活のなかで将来に向けて少しは光が差すのかな、という思いがあります。

そういう希望はあります。いろんな苦しみがあって、苦しみのなかで工夫というか、どこかで幸せを見つけていくしかないんですね。だから、「絶望だけはしないでください」というのが最大のメッセージですよ。経済的に本当に困っている人たちはたくさんいるでしょう。そういう人たちの負担をなんとか軽くしてあげたい。これは政治と経済の話なので、私にはどんな手があるのかわかりませんが、ただ経済的に国が補助するだけでは足りないなという思いもあります。人間としての気持ちといいますか、心を軽くするようなことを考えていかないと持たないと思います。

だってそうでしょう。気が滅入ってどうしようもないときに外に出ちゃダメだなんて。日本には自然があるんですよ。山に登って大声を出してもいいんです。海が近ければ砂浜を走って大きな声を出せばいい。海や山でマスクは似つかわしくありません。そういう意味では日本はまだ捨てたものではありません。自然は豊富にありますから。事情があってそういう場所へ行けない人たちも鬱々と部屋にこもっているのではなくて、大空の下、気持ちを解放する場所に出かけてもいいんですよ。

近くの公園でもいい、とにかく外に出てマスクをはずして、深呼吸しましょうよ。

あとがき

　新型コロナのパンデミックの日本での出現からはや一年が過ぎた。その間、緊急事態宣言があり、国の対策組織が変わり、対策のトップの首相が交替し、冬と春先の比較的大きな流行があり、ワクチン接種も始まった。われわれはこの一年で多くのことを経験してきた。この病気とその流行の仕方に関しての科学的知識も蓄積されてきた。この経験と知識の集積はわれわれに学びをもたらすべきもの。確かに医療の面で確実に学びはあった。だが一般生活でどうだったのか。わからなかったことがわかり、間違えていたことを確実な知識に基づき正しく変えていく。それが学びに期待されるとして、われわれは本当に学んでいたのか。

今も変わらず末端ではおかしなことが散見される。小学校の運動会。やっただけ去年よりはずっとまし……とはいえ、運動会の華、子どもも大人も大いに盛り上がるリレー競争が中止で、みながっかり。どうもバトンの受け渡しが感染リスクらしい。どこにいっても、テレビのチャンネルをつけても、目障りなアクリル板があり、駅のベンチは一つおき。各地で多くの死者が出ているのに遺体の扱いも改まらない。多くの人がこんなのはおかしい変だと感じているのに、一向に修正できない。自分たちからひとつひとつ直していこうという意思も、どうも見えてこない。いったいなぜ？　この事態の打破のためにはどこを相手にどう変えていけばよいのか。

まず相手である。一義的には行政、専門家と言われる人たちとマスメディアである。先に著した姉妹編『新型コロナ「正しく恐れる」』で私は、彼らの一般の人々へのミスリーディングを非難してきた。

次に一般の人々である。本書ではさらに、社会でこの一年の学びが行動に現れない問題も取り上げた。たとえば子どもの保護者と学校の問題、市中でのアリバイづくり的対策の蔓延など。単純にまだ学びそのものが不十分なだけならば許せる。だが、もしわかっていながら変えないなら――たとえば、面倒なので自分からは始めないとか、とにかく自分関連から不都合は出さないという保身とか、あるいは世間に対する忖度とか――もはや一般の人々が常に一方的被害者であるとする漠然たる前提が、きわめて甘かったと言わざるを得ない。

多くの人が、ときに大本営発表かと思われるような大手メディアが内容の精査もなく流す誤りを含む情報をそのまま受け取り、あるいは〝専門家〟や素人評論家が「政府は手ぬるい」と激しく批判するのを見聞きしている。メディアはまた、自分に何ら影響もなさそうな通りがかりの人の、「なんで飲食店の時短をもっと厳しくやらないのか」という勝手で無責任な声を街の声として報道し、たまに探し出してくる苦しい人の声については悲惨さを強調するだけ。別にそこに手を差し伸べるわけではない。隣組の監視よろしく自粛警察、マスク警察が跋扈。メディアは自分たちの報道の仕方にもその責任の一端があるのに、そのことの自覚もない。そして、当の本人たちは自分たちが非難されているとは思っていない……という図式がある。

「私たちはパンデミックと闘うのではない。この社会と闘っているのだ。」これは、友人の作家、瀬名秀明氏が、拙訳書『ワクチン いかに決断するか』（原題 *The epidemic that never was: Policy-making and the swine flu affair.* Neustadt RE & Fineberg HV. 邦訳藤原書店、二〇二一年）の帯に寄せてくれたことばである。この本は、「可能性」の話が大統領まで伝わるうちに「これから起きること」になってしまい国家的大騒動を引き起こしてしまった、米国で実際に起きたリスク・コミュニケーション（リスコミ）の失敗の典型例に関する、報告書である（本書第3章）。もし今、去年から日本で起きている事の本質を一言で表せと言われたら、私はこの「リスコミ（本書第3、4章）のまずさ」を挙げたい。それは〝専門家〟の誤った解説のメディアによる垂れ流しだったり、行政の説明や発表の仕方であったりする。たとえば、当初からの手指による感染の過剰な脅しと空気感染の無視であり、一方で最近は、世界的に空気感染が認められそうな気配を感じてか、一転して「変異株」の出現とペアにした空気感染の恐ろしさの植え付けである。新旧どちらも、いたるところにウイルスがうようよいるような恐怖感を人々に与え、やり過ぎを招いている。

話を戻すと、私の向かう相手は、行政、〝専門家〟、マスメディアそして世間一般の新型コロナ対策の中にある誤りが延々と続けられる「理不尽」である。それは瀬名氏のいう「社会」の理不尽である。

つぎは闘い方である。私はその手の理不尽と闘ってきた。だが、それは、何か大きな怪物に逆らっているだけで、結局は「蟷螂の斧」に過ぎない。ときにそれを思い知らされる。私は、ひとはみな自分の持ち場でそのときどきに精一杯やればいいと思っている。結果がどうなろうと、自分の持ち場で自分の闘いをすればよい。そう考えねばやっていけない。本書は、微力ながらもそのための小さな「斧」のひとつである。

本書の企画は、三月中旬のある日の藤原書店藤原良雄氏からの電話に始まった。前の本でもそうだったが、今度も社会の現状への怒りを爆発させての私への本づくりの依頼だった。正直に同業他社からの執筆話も進んでいる話もした。彼はそれでもいいという（ただし内容的に傾向が異なる本として）。玉石混交、関連書物乱立の中、これも彼の社会との闘いであろう。

私の机の目の前には「ウイルス学者は、ウイルス研究で結果を出す」と書いたメモを自分への戒めとして貼っている。それからいくと自分はいったい何をやっているのかと思う。あの電話から二カ月半、なるべく早く世に出したいとの藤原氏の希望に応え、井上氏とともに原稿づくりにまい進した。私は暇人でもプロの物書きでもない。使えるのは通常業務から離れた夜間、休日、風呂の中、削るのは寝る時間。体力的にはきつかったが、これも私の闘い方なので仕方がない。この時間帯は、通常はウイルス屋としての論文著述、後進の論文指導にまとまった時間がとれる時間帯である。この期間、そこから後回しにされた論文の共同著者には悪いことをした。ここで深くお詫びをしたい。

この「あとがき」を書いている最中にひとつの悲しい報道があった。一人の小学生が体育の授業でマスクをつけたまま持久走をしていて亡くなったという。夏に向けて「外の体育の授業ではマスクを着けなくてもよい」との文科省通達があったにもかかわらずという。むろん着用が死因と断定はできない。たしかに医学的には直接的原因は別かもしれない。だが、着用による息苦しさが引き金となった可能性は高く、それを無視し続ければ、同様なことがまた起きかねない。子どもの健康を考えればマスクは外させるべきであり、子どもの心理まで考えたら、指導は「着けなくてもよい」とか「心配なら着けてもよい」ではなく、「外しなさい」であるべきである。私は怒っている。この怒りは、もしかしたら「蟷螂の斧」などと言っている自分自身に対してかもしれない。

二〇二一年六月

西村秀一

著者紹介

西村秀一（にしむら・ひでかず）

1955年山形県生まれ。

1984年山形大学医学部医学科卒業、医学博士。山形大学医学部細菌学教室（現感染症学教室）助手を経て、1994年4月から米国 National Research Council のフェローとして米国ジョージア州アトランタにある Centers for Disease Control and Prevention（CDC）のインフルエンザ部門で勤務。1996年12月に帰国。国立予防衛生研究所（現国立感染症研究所）ウイルス一部主任研究官を経て2000年4月より国立仙台病院（現国立病院機構仙台医療センター）臨床研究部ウイルス疾患研究室長、ウイルスセンター長。専門は呼吸器系ウイルス感染症、とくにインフルエンザ。

著書に、『新型コロナ「正しく恐れる」』（井上亮編、藤原書店、2020年）、訳書に、A・W・クロスビー『史上最悪のインフルエンザ』（みすず書房、2004年）、D・ゲッツ『感染爆発』（金の星社、2020年）、C・コーワン『ヒッポ先生シリーズ』（2009-11年）、J・メイフュー『ケイティのふしぎ美術館シリーズ』（2011-13年、ともにサイエンティスト社）、R・E・ニュースタット、H・V・ファインバーグ『ワクチン いかに決断するか』（藤原書店、2021年）、内務省衛生局編『現代語訳　流行性感冒』（平凡社、2021年）がある。

編者紹介

井上 亮（いのうえ・まこと）
1961年大阪生まれ。日本経済新聞編集委員。1986年日本経済新聞社入社。元宮内庁長官の「富田メモ」報道で2006年度新聞協会賞を受賞。
著書に『非常時とジャーナリズム』（日本経済新聞出版社）、『焦土からの再生——戦災復興はいかに成し得たか』『天皇と葬儀——日本人の死生観』（共に新潮社）、『昭和天皇は何と戦っていたのか——『実録』で読む87年の生涯』（小学館）、『象徴天皇の旅——平成に築かれた国民との絆』（平凡社新書）、編著に『新型コロナ「正しく恐れる」』（西村秀一著、藤原書店、2020年）など。

新型《しんがた》コロナ「正《ただ》しく恐《おそ》れる」II
問題《もんだい》の本質《ほんしつ》は何《なに》か

2021年6月30日　初版第1刷発行

著　者　西　村　秀　一
編　者　井　上　　亮
行　者　藤　原　良　雄
発行所　株式会社　藤　原　書　店

〒162-0041　東京都新宿区早稲田鶴巻町523
電　話　03（5272）0301
F A X　03（5272）0450
振　替　00160 - 4 - 17013
info@fujiwara-shoten.co.jp

印刷・製本　中央精版印刷

落丁本・乱丁本はお取替えいたします
定価はカバーに表示してあります
Printed in Japan
ISBN978-4-86578-316-2

公共と公益の精神

後藤新平と五人の実業家

渋沢栄一・益田孝・安田善次郎・大倉喜八郎・浅野総一郎
後藤新平研究会編著
序＝由井常彦

〝内憂外患〟の時代、「公共・公益」の精神で、共働して社会を作り上げた六人の男の人生の物語！　二十世紀初頭から一九二〇年代にかけて、日本は、世界にどう向き合い、どう闘ってきたか。

A5並製　二四〇頁　**二五〇〇円**
（二〇一九年七月刊）
◇978-4-86578-236-3

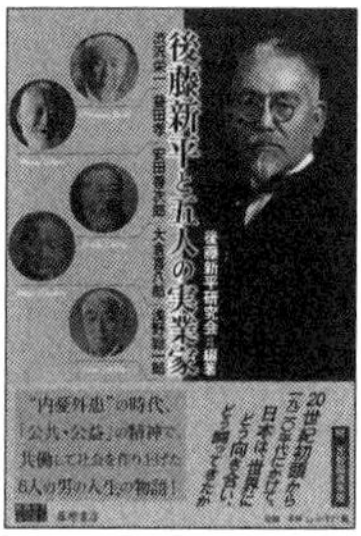

「第二次世界大戦」を予言！

国難来《こくなんきたる》

後藤新平
鈴木一策編＝解説

時代の先覚者・後藤新平は、関東大震災から半年後、東北帝国大学学生を前に、「第二次世界大戦を直観」した講演『国難来』を行なった！「国難を国難として気づかず、漫然と太平楽を歌っている国民的神経衰弱こそ、もっとも恐るべき国難である」――今われわれは後藤新平から何を学べばよいのか？

附・世界比較史年表（1914-1926）
B6変上製　一九二頁　**一八〇〇円**
（二〇一九年八月刊）
◇978-4-86578-239-4

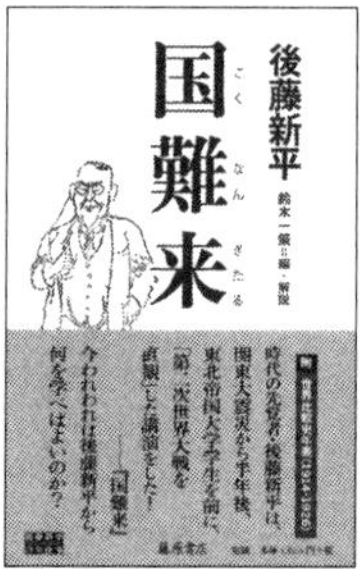

第一次大戦前夜の世界を「鎧を着けた平和」と喝破

後藤新平の『劇曲 平和』

後藤新平 案・平木白星 稿
後藤新平研究会編
解説＝加藤陽子　特別寄稿＝出久根達郎

後藤新平が逓信大臣の時の部下で、『明星』同人の詩人でもあった平木白星に語り下した本作で、第一次大戦前夜の世界情勢は〝鎧を着けた平和〟と喝破する驚くべき台詞を吐かせる。欧米列強の角逐が高まる同時代世界を見据えた後藤が、真に訴えたかったこととは何か？

B6変上製　二〇〇頁　**カラー口絵四頁**　**二七〇〇円**
（二〇二〇年八月刊）
◇978-4-86578-281-3

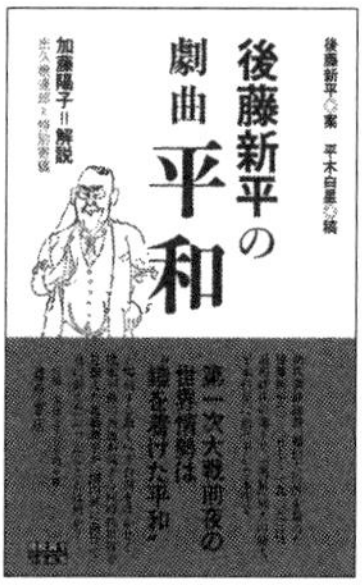

後藤新平の遺言

政治の倫理化

後藤新平
後藤新平研究会編
解説＝新保祐司

日本初の普通選挙を目前に控え、脳溢血に倒れた後藤新平。その二カ月後、生命を賭して始めた「政治の倫理化」運動。一九二六年四月二十日、第一声として、「決意の根本と思想の核心」を、未来を担う若者たちに向けて自ら語った名講演が、今甦る！　一九二七年四月十六日の講演記録『政治倫理化運動の一周年』も収録。

B6変上製　二八〇頁　**口絵四頁**　**二二〇〇円**
（二〇二一年三月刊）
◇978-4-86578-308-7

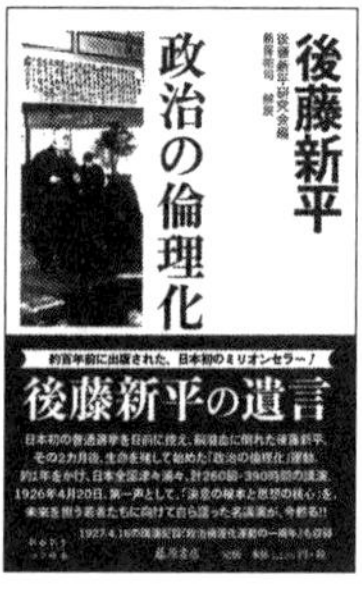

Ⅵ 生きる　17歳の生命誌　　解説＝伊東豊雄

「生きること」を中心にする社会をめざして、17歳とともに考える。

月報＝関野吉晴／黒川創／塚谷裕一／津田一郎

360頁　2800円　◇978-4-86578-269-1（第5回配本／2020年4月）

Ⅶ 生る　宮沢賢治で生命誌を読む　　解説＝田中優子

「生る」——生命は、自らが自らを創出する。宮沢賢治の作品とのつながり。

Ⅷ かなでる　生命誌研究館とは　[附]年譜、著作一覧　　解説＝永田和宏

「研究所」でなく「研究館」とした著者が実現した、科学のコンサートホール。

＊白抜き数字は既刊

〝生命知〟の探究者の全貌

いのち愛づる生命誌《バイオヒストリー》

（38億年から学ぶ新しい知の探究）

中村桂子

ＤＮＡ研究が進展した七〇年代、人間を含む生命を総合的に問う「生命科学」出発に関わった中村桂子は、ＤＮＡの総体「ゲノム」から、歴史の中で生きものを捉える「生命誌」を創出。「科学」を美しく表現する思想を「生命誌研究館」として実現。**カラー口絵八頁**

四六並製　三〇四頁　**二六〇〇円**　（二〇一七年九月刊）　◇978-4-86578-141-0

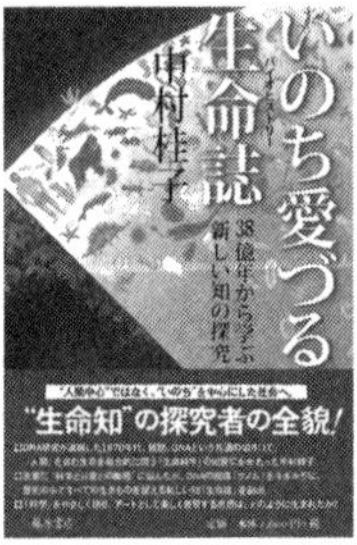

38億年の生命の歴史がミュージカルに

いのち愛《め》づる姫

（ものみな一つの細胞から）

中村桂子・山崎陽子作
堀文子画

全ての生き物をゲノムから読み解く「生命誌」を提唱した生物学者、中村桂子。ピアノ一台で夢の舞台を演出する〝朗読ミュージカル〟を創りあげた童話作家、山崎陽子。いのちの気配を写し続けてきた画家、堀文子。各分野で第一線の三人が描きだす、いのちのハーモニー。**カラー六四頁**

Ｂ５変上製　八〇頁　**一八〇〇円**　（二〇〇七年四月刊）　◇978-4-89434-565-2

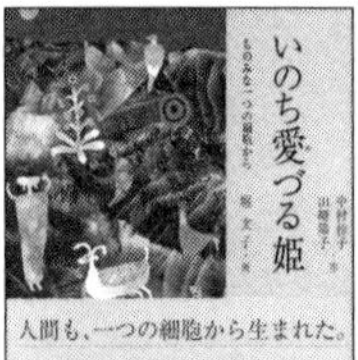

「生物物理」第一人者のエッセンス！

「生きものらしさ」をもとめて

大沢文夫

「段階はあっても、断絶はない」。単細胞生物ゾウリムシにも〝自発性〟はある。では〝心〟はどうか？　ゾウリムシを観察すると、外からの刺激によらず方向転換したり、〝仲間〟が多いか少ないかで行動は変わる。機械とは違う、「生きている」という「状態」とは何か？　「生きものらしさ」の出発点〝自発性〟への問いから、「生きもの」の本質にやわらかく迫る。

四六変上製　一九二頁　**一八〇〇円**　（二〇一七年四月刊）　◇978-4-86578-117-5

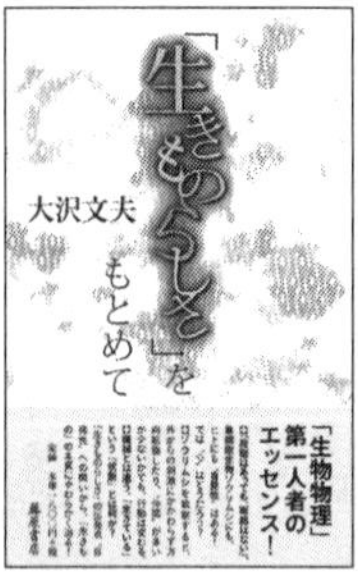

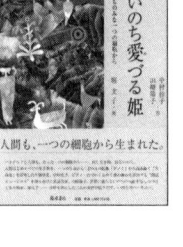

政党－官僚関係の構造と歴史を初めて読解

政党と官僚の近代

〈日本における立憲統治構造の相克〉

清水唯一朗

なぜ日本の首相は官僚出身なのか？　「政党と官僚の対立」という通説を問い直し、両者の密接な関係史のなかに政党政治の誕生を跡付け、その崩壊をもたらした構造をも見出そうとする野心作！

Ａ５上製　三三六頁　**四八〇〇円**
（二〇〇七年一月刊）
◇978-4-89434-553-9

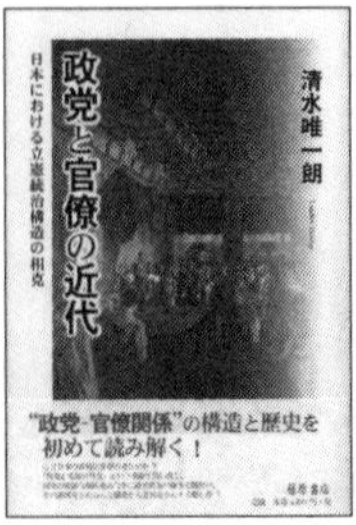

「内政における総務省」の実像に初めて迫る！

内務省の政治史

〈集権国家の変容〉

黒澤　良

戦前日本の支配体制の中核とされ、敗戦時のその解体が「戦後」到来の象徴として描かれてきた「内務省」。一八七三年から七四年間にわたって、近代日本の行政の中枢に君臨した内務省とは、何だったのか。内務省の権能のメカニズムと、その盛衰のプロセスに初めて内在的に迫った気鋭の政治学者による野心作。

Ａ５上製　二八八頁　**四六〇〇円**
（二〇一三年九月刊）
◇978-4-89434-934-6

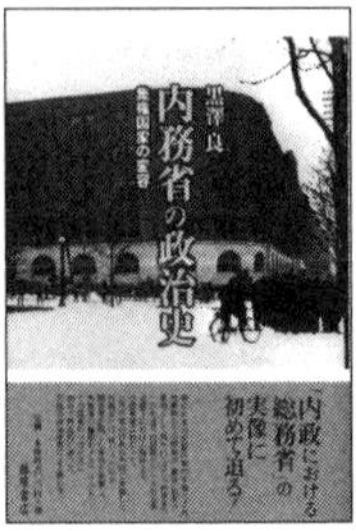

諸勢力の対立と競合のドラマ

戦後政治体制の起源

〈吉田茂の「官邸主導」〉

村井哲也

首相の強力なリーダーシップ（官邸主導）の実現を阻む、「官僚主導」と「政党主導」の戦後政治体制は、いかにして生まれたのか。敗戦から占領に至る混乱期を乗り切った吉田茂の「内政」手腕と、それがもたらした戦後政治体制という逆説に迫る野心作！

Ａ５上製　三五二頁　**四八〇〇円**
（二〇〇八年八月刊）
◇978-4-89434-646-8

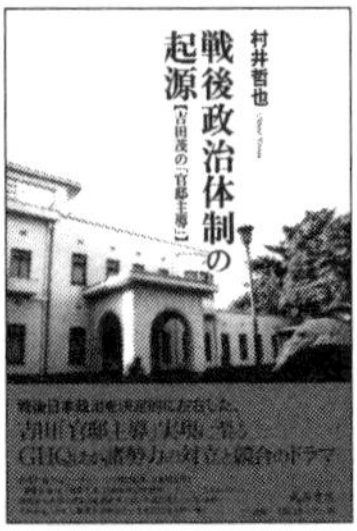

「行政の萎縮」という逆説

戦後行政の構造とディレンマ

〈予防接種行政の変遷〉

手塚洋輔

占領期に由来する強力な予防接種行政はなぜ「国民任せ」というほど弱体化したのか？　安易な行政理解に基づく「小さな政府」論、「行政改革」論は「行政の責任分担の縮小」という逆説をもたらしかねない。現代の官僚制を捉える最重要の視角。

四六上製　三〇四頁　**四二〇〇円**
（二〇一〇年二月刊）
◇978-4-89434-731-1

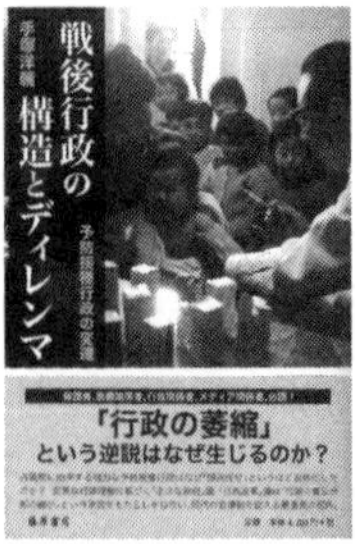

身体化された社会としての感情

増補改訂版
生の技法
〈家と施設を出て暮らす障害者の社会学〉

安積純子・岡原正幸・尾中文哉・立岩真也

「家」と「施設」という介助を保証された安心な場所に、自ら別れを告げた重度障害者の生が顕わにみせる近代／現代の仕組み。衝突と徒労続きの生の葛藤を、むしろ生の力とする新しい生存の様式を示す問題作。詳細な文献・団体リストを収録した関係者必携書。

Ａ５並製　三六八頁　**二九〇〇円**
（一九九〇年一〇月／一九九五年五月刊）
在庫僅少◇ 978-4-89434-016-9

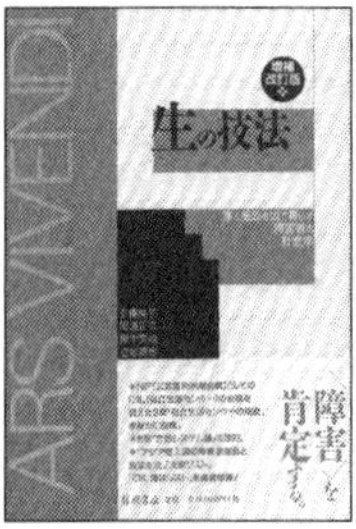

百名の聞きとり調査から活写

現代日本人の生のゆくえ
〈つながりと自律〉

宮島喬・島薗進編

「自律」と「つながり」の間でゆれ、新たな生を模索する日本人の心の実像と構造に迫る、日本版『心の習慣』。
越智貢／上林千恵子／島薗進／恒吉僚子／本間康平／三浦直子／宮島喬／村井実／米山光儀／渡辺秀樹

四六上製　四八〇頁　**三八〇〇円**
（二〇〇三年二月刊）
品切◇ 978-4-89434-325-2

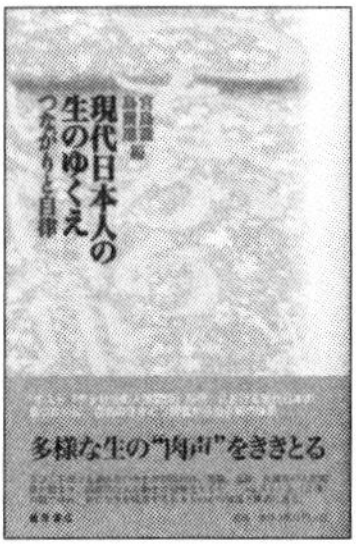

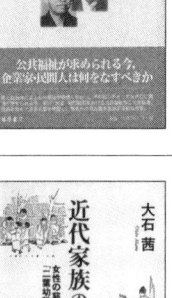

企業家・民間人の使命とは

福祉実践にかけた先駆者たち
〈留岡幸助と大原孫三郎〉

兼田麗子

国と自治体による公共福祉が崩壊に向かい、その担い手としてＮＰＯに期待が寄せられる今、明治・大正・昭和前期における公共福祉の二大先駆者、留岡幸助と大原孫三郎を検証し、現在への処方箋を呈示する初の成果。

四六上製　三六〇頁　**三八〇〇円**
（二〇〇三年一〇月刊）
品切◇ 978-4-89434-359-7

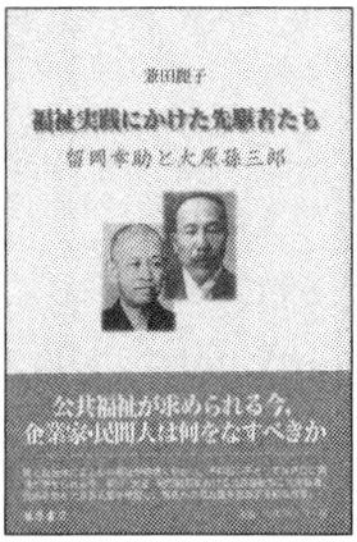

近代日本の〝慈善〟と〝家族〟への新視角

近代家族の誕生
〈女性の慈善事業の先駆、「二葉幼稚園」〉

大石　茜

一九〇〇年、野口幽香・森島峰という二人の女性が設立した東京・四谷の「二葉幼稚園」。その活動は、明治・大正期の救貧事業において、貧困層における「家族」の成立と生存戦略にいかに寄与したか？　二葉幼稚園自身が残してきた史料をひもとき、近代日本の〝慈善〟のあり方に新しい光を当てる。

第10回「河上肇賞」本賞受賞

四六上製　二七二頁　**二九〇〇円**

（二〇二〇年二月刊）
◇ 978-4-86578-260-8

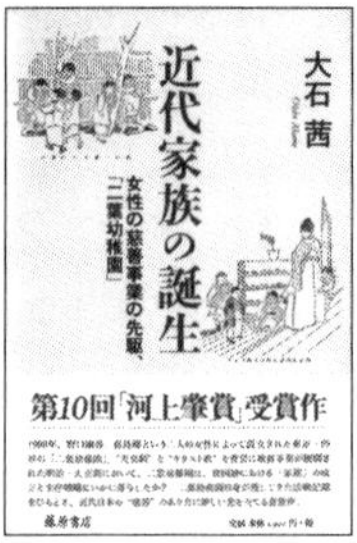